JN050305

小児の検尿マニュアル

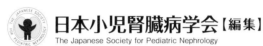

改訂第2版

−検尿にかかわるすべての人のために−

日本小児腎臓病学会【編集】
The Japanese Society for Pediatric Nephrology

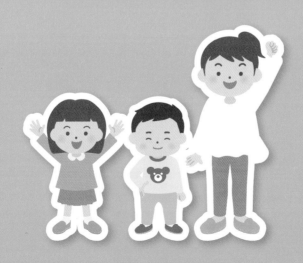

診断と治療社

学校検尿（腎臓）フローチャート

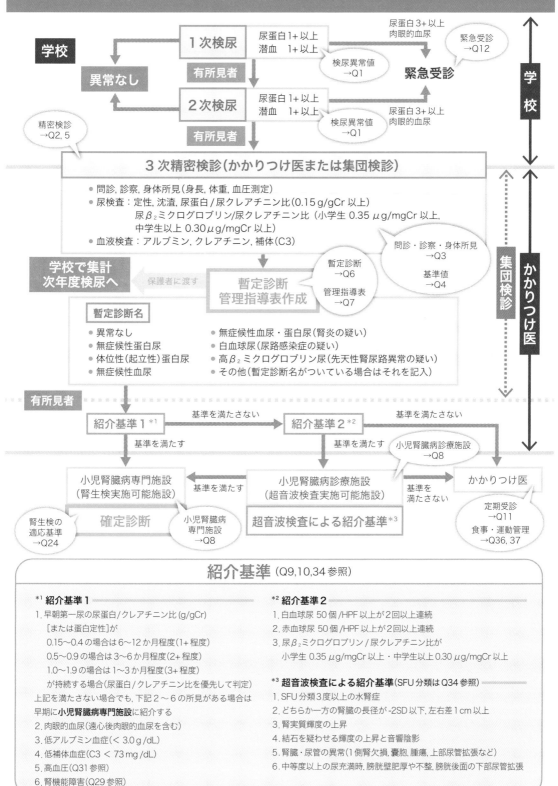

紹介基準（Q9,10,34参照）

*1 紹介基準1
1. 早朝第一尿の尿蛋白/クレアチニン比（g/gCr）
   ［または蛋白定性］が
   0.15〜0.4の場合は6〜12か月程度（1+程度）
   0.5〜0.9の場合は3〜6か月程度（2+程度）
   1.0〜1.9の場合は1〜3か月程度（3+程度）
   が持続する場合（尿蛋白/クレアチニン比を優先して判定）
   上記を満たさない場合でも、下記2〜6の所見がある場合は
   早期に**小児腎臓病専門施設**に紹介する
2. 肉眼的血尿（遠心後肉眼的血尿を含む）
3. 低アルブミン血症（< 3.0 g /dL）
4. 低補体血症（C3 < 73 mg /dL）
5. 高血圧（Q31参照）
6. 腎機能障害（Q29参照）

*2 紹介基準2
1. 白血球尿50個/HPF以上が2回以上連続
2. 赤血球尿50個/HPF以上が2回以上連続
3. 尿β_2ミクログロブリン/尿クレアチニン比が
   小学生0.35 μg/mgCr以上・中学生以上0.30 μg/mgCr以上

*3 超音波検査による紹介基準（SFU分類はQ34参照）
1. SFU分類3度以上の水腎症
2. どちらか一方の腎臓の長径が -2SD以下、左右差1cm以上
3. 腎実質輝度の上昇
4. 結石を疑わせる輝度の上昇と音響陰影
5. 腎臓・尿管の異常（1側腎欠損、嚢胞、腫瘍、上部尿管拡張など）
6. 中等度以上の尿充満時、膀胱壁肥厚や不整、膀胱後面の下部尿管拡張

幼稚園検尿（腎臓）フローチャート

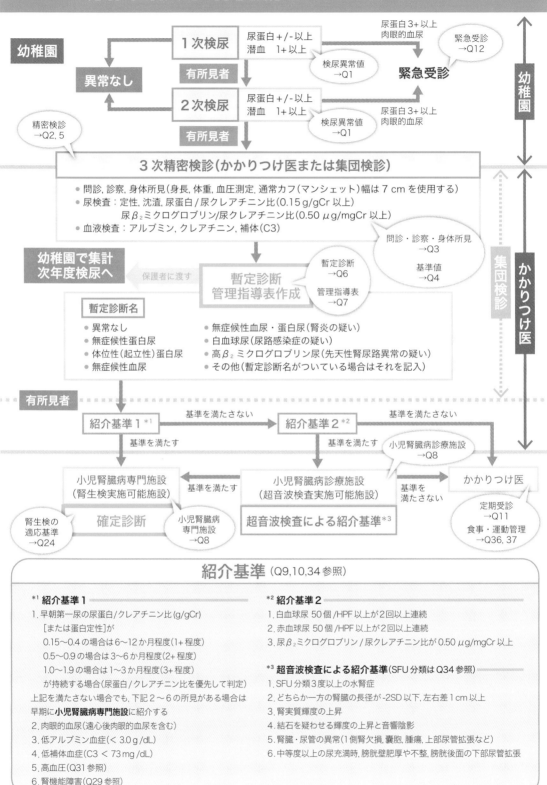

幼稚園

1次検尿 → 有所見者 → **2次検尿** → 有所見者

異常なし

尿蛋白 +/− 以上　潜血 1+ 以上
検尿異常値 →Q1

尿蛋白 3+ 以上　肉眼的血尿　緊急受診 →Q12

緊急受診

尿蛋白 +/− 以上　潜血 1+ 以上
検尿異常値 →Q1

尿蛋白 3+ 以上　肉眼的血尿

精密検診 →Q2, 5

3次精密検診（かかりつけ医または集団検診）

- 問診, 診察, 身体所見（身長, 体重, 血圧測定. 通常カフ（マンシェット）幅は 7 cm を使用する）
- 尿検査：定性, 沈渣, 尿蛋白 / 尿クレアチニン比（0.15 g/gCr 以上）
  尿 β_2 ミクログロブリン / 尿クレアチニン比（0.50 μg/mgCr 以上）
- 血液検査：アルブミン, クレアチニン, 補体（C3）

問診・診察・身体所見 →Q3
基準値 →Q4

幼稚園で集計 次年度検尿へ

保護者に渡す

暫定診断 管理指導表作成

暫定診断 →Q6
管理指導表 →Q7

暫定診断名

- 異常なし
- 無症候性蛋白尿
- 体位性（起立性）蛋白尿
- 無症候性血尿
- 無症候性血尿・蛋白尿（腎炎の疑い）
- 白血球尿（尿路感染症の疑い）
- 高 β_2 ミクログロブリン尿（先天性腎尿路異常の疑い）
- その他（暫定診断名がついている場合はそれを記入）

有所見者

紹介基準1 *1 → 基準を満たさない → **紹介基準2** *2 → 基準を満たさない

基準を満たす ↓　　基準を満たす ↓

小児腎臓病診療施設 →Q8

小児腎臓病専門施設（腎生検実施可能施設）

基準を満たす

小児腎臓病診療施設（超音波検査実施可能施設）
超音波検査による紹介基準 *3

基準を満たさない → **かかりつけ医**

確定診断

腎生検の適応基準 →Q24
小児腎臓病専門施設 →Q8
定期受診 →Q11
食事・運動管理 →Q36, 37

幼稚園　集団検診　かかりつけ医

紹介基準（Q9, 10, 34 参照）

＊1 紹介基準1
1. 早朝第一尿の尿蛋白 / クレアチニン比（g/gCr）
   ［または蛋白定性］が
   0.15〜0.4 の場合は 6〜12 か月程度（1+ 程度）
   0.5〜0.9 の場合は 3〜6 か月程度（2+ 程度）
   1.0〜1.9 の場合は 1〜3 か月程度（3+ 程度）
   が持続する場合（尿蛋白 / クレアチニン比を優先して判定）
上記を満たさない場合でも、下記 2〜6 の所見がある場合は
早期に**小児腎臓病専門施設**に紹介する
2. 肉眼的血尿（遠心後肉眼的血尿を含む）
3. 低アルブミン血症（< 3.0 g/dL）
4. 低補体血症（C3 < 73 mg/dL）
5. 高血圧（Q31 参照）
6. 腎機能障害（Q29 参照）

＊2 紹介基準2
1. 白血球尿 50 個 /HPF 以上が 2 回以上連続
2. 赤血球尿 50 個 /HPF 以上が 2 回以上連続
3. 尿 β_2 ミクログロブリン / 尿クレアチニン比が 0.50 μg/mgCr 以上

＊3 超音波検査による紹介基準（SFU 分類は Q34 参照）
1. SFU 分類 3 度以上の水腎症
2. どちらか一方の腎臓の長径が -2SD 以下、左右差 1 cm 以上
3. 腎実質輝度の上昇
4. 結石を疑わせる輝度の上昇と音響陰影
5. 腎臓・尿管の異常（1 側腎欠損、嚢胞、腫瘍、上部尿管拡張など）
6. 中等度以上の尿充満時、膀胱壁肥厚や不整、膀胱後面の下部尿管拡張

3歳児検尿（腎臓）フローチャート

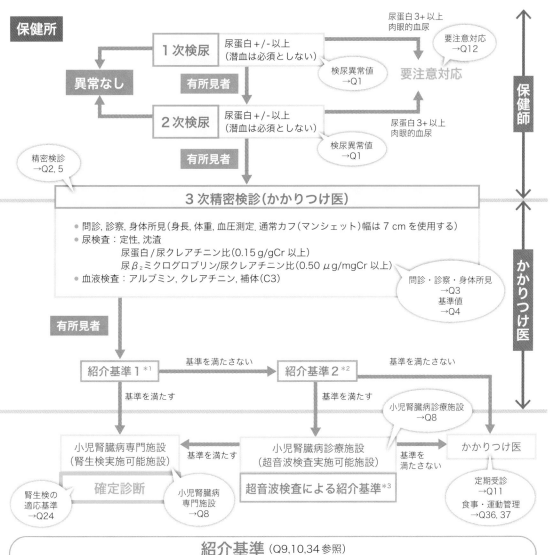

保健所

1次検尿 — 尿蛋白 +/- 以上（潜血は必須としない）

異常なし

有所見者

尿蛋白 3+ 以上 肉眼的血尿

検尿異常値 →Q1

要注意対応 →Q12

要注意対応

2次検尿 — 尿蛋白 +/- 以上（潜血は必須としない）

有所見者

尿蛋白 3+ 以上 肉眼的血尿

検尿異常値 →Q1

精密検診 →Q2, 5

保健師

3次精密検診（かかりつけ医）

- 問診, 診察, 身体所見（身長, 体重, 血圧測定, 通常カフ（マンシェット）幅は 7 cm を使用する）
- 尿検査：定性, 沈渣
  尿蛋白/尿クレアチニン比（0.15 g/gCr 以上）
  尿 β_2 ミクログロブリン/尿クレアチニン比（0.50 μg/mgCr 以上）
- 血液検査：アルブミン, クレアチニン, 補体（C3）

問診・診察・身体所見 →Q3 基準値 →Q4

有所見者

紹介基準 1 [*1] — 基準を満たさない → 紹介基準 2 [*2] — 基準を満たさない

基準を満たす

基準を満たす

小児腎臓病診療施設 →Q8

かかりつけ医

小児腎臓病専門施設（腎生検実施可能施設）

確定診断

腎生検の適応基準 →Q24

小児腎臓病専門施設 →Q8

基準を満たす

小児腎臓病診療施設（超音波検査実施可能施設）

超音波検査による紹介基準 [*3]

基準を満たさない

かかりつけ医

定期受診 →Q11 食事・運動管理 →Q36, 37

かかりつけ医

紹介基準（Q9,10,34 参照）

*1 紹介基準 1

1. 早朝第一尿の尿蛋白/クレアチニン比（g/gCr）
   [または蛋白定性]が
   0.15～0.4 の場合は 6～12 か月程度（1+ 程度）
   0.5～0.9 の場合は 3～6 か月程度（2+ 程度）
   1.0～1.9 の場合は 1～3 か月程度（3+ 程度）
   が持続する場合（尿蛋白/クレアチニン比を優先して判定）
上記を満たさない場合でも, 下記 2～6 の所見がある場合は早期に**小児腎臓病専門施設**に紹介する
2. 肉眼的血尿（遠心後肉眼的血尿を含む）
3. 低アルブミン血症（< 3.0 g /dL）
4. 低補体血症（C3 < 73 mg/dL）
5. 高血圧（男児 107/62 mmHg, 女児 108/66 mmHg 以上）
6. 血清クレアチニン（>0.38 mg/dL）

*2 紹介基準 2

1. 白血球尿 50 個 /HPF 以上が 2 回以上連続
2. 赤血球尿 50 個 /HPF 以上が 2 回以上連続
3. 尿 β_2 ミクログロブリン / 尿クレアチニン比が 0.50 μg/mgCr 以上

*3 超音波検査による紹介基準（SFU 分類は Q34 参照）

1. SFU 分類 3 度以上の水腎症（SFU 分類は Q34 参照）
2. どちらか一方の腎臓の長径が -2SD 以下, 左右差 1 cm 以上
3. 腎実質輝度の上昇
4. 結石を疑わせる輝度の上昇と音響陰影
5. 腎臓・尿管の異常（1 側腎欠損, 嚢胞, 腫瘍, 上部尿管拡張など）
6. 中等度以上の尿充満時, 膀胱壁肥厚や不整, 膀胱後面の下部尿管拡張

刊行に寄せて

　このたび『小児の検尿マニュアル　改訂第2版』が，初版に引き続き日本小児腎臓病学会編により発刊されました．本マニュアルは，本田雅敬先生が編集委員長をお務めになられ，日本小児腎臓病学会から選出されたメンバーにより改訂されました．

　本マニュアルでは，3歳児検尿，幼稚園検尿，学校検尿が取り扱われています．学校検尿は，慢性に経過する種々の腎尿路系疾患を早期発見し，早期治療を行うことで治癒もしくは予後を改善することを目的として1974年より学校保健法（2009年より学校保健安全法に改題）により開始されました．学校検尿が開始されて以降，慢性糸球体腎炎による透析導入者は減少しています．これは，学校検尿が慢性糸球体腎炎の早期発見，早期治療に貢献し，適切な治療開発が促進されたことによるところが大きいと考えられています．このような学校検尿の有用性が認められ，台湾，韓国，フィリピン，シンガポールでも同様のスクリーニングが行われています．一方，欧米では費用対効果の面から，小児すべてを対象としたスクリーニング検査を実施することに対する異論もあります．学校検尿が実施され約50年経過するわが国においても，今なお実施主体間によるばらつきは存在し課題となっています．また，小児腎不全の最多原因である先天性腎尿路異常（CAKUT）の発見が主目的である3歳児検尿においては，システムの構築が不十分で，実施主体間での検査項目の違いや，精密検診の方法が不明瞭であるといった問題が存在します．このような状況の中で可能な限りこれらの事業の精度を高め，効率よく機能させることが重要です．そのような観点から本マニュアルはその目的に添い，有用な資材であることを確信いたします．具体的に申し上げますと，それぞれのスクリーニングの微妙に異なる基準がその根拠とともに明示されていることや，所見陽性者の管理などにおいて一定の方針を明確に示すことにより，治療の必要な小児が見逃される一方，過剰な検査や管理を強いられることなどを防止し，医療の均てん化に資することがあげられます．何よりも具体的でわかりやすく，実際の現場で使いやすいものであることに徹して記載されていることは，大変有意義なことだと思われます．

　最後に，本マニュアルの改訂に携わられたすべての皆様に改めて感謝申し上げます．本マニュアルが皆様のお役に立ち，世界に誇るわが国の検診システムがさらに洗練されることを期待しております．

2022年3月

日本小児腎臓病学会理事長
中西浩一

はじめに

学校検尿は 1974 年にはじまり，小児期や成人の検尿受診世代の，特に糸球体腎炎による末期腎不全を著しく減少させるなど大きな成果を上げてきました．これは，慢性糸球体腎炎の治療の進歩によるところが大きいといえるでしょう．一方，3 歳児健診における検尿は 1961 年にモデル的に開始され，こちらも先天性腎尿路異常（CAKUT）や腎炎の発見，治療に役立っています．

学校検尿の方法は，1 次検尿，2 次検尿，精密検診，暫定診断など，ある程度システム化されています．しかし，はじまって約 50 年を経過した今でも，各市区町村や学校でのシステムは様々です．学校検尿のマニュアルを作成している県や市では，検尿有所見者への対応が優れていますが，マニュアル自体がないところも多くあります．また，3 歳児検尿では学校検尿のようなシステムも存在せず，各市区町村での検尿後の精密検診の方法も明確でないまま行われています．さらに，腎不全による原因疾患の変化により，現在，小児腎不全では最大の頻度を占める CAKUT が見逃されている，という問題も生じています．治療が必要な子どもが見逃されている，あるいは過剰な検査や管理を強いられている可能性もあることから，各都道府県，市区町村，学校での一定のシステムの確立が必要です．

そこで，日本小児腎臓病学会では全国共通で使用できるマニュアルを作成し，それを各地のシステム確立に役立てたい，と考え 2015 年に『小児の検尿マニュアル』を出版いたしました．それまで検尿に特化し，スクリーニングに必要な項目やその意義を，わかりやすい方法で示したものはありませんでした．このたび日本学校保健会の『学校検尿のすべて』の改訂に当たり，特に CAKUT の早期発見のために精密検診の方法やフォローの方針が変更されましたので，新たに改訂版を出版しました．

本書は，全国都道府県および市区町村の医師会，教育委員会の学校保健担当者，行政の学校保健・母子保健担当者，保健所・保健センターの関係者，各かかりつけ医などの医療機関の方に役立てていただくために作成したものです．ガイドラインとは異なりますので，難しい説明はできるだけ避け，実際の現場で使いやすいものを意識して，最初にフローチャートを掲載し，その後に各解説を記載しました．関係者の皆様には，少しでも検尿有所見者を見逃さない，あるいは過剰診療をしないために，各地域で参考にしていただければ幸いです．

なお，本書は腎疾患の早期発見についてのマニュアルのため，尿糖には触れていないことをあらかじめ申し上げておきます．尿糖については，『学校検尿のすべて　令和 2 年度改訂』を参考にしてください．

現在，母子保健，学校保健の現場では，食物アレルギーや発達障害，不登校，予防接種，感染症など様々な課題が山積です．しかし，成人での腎不全による透析患者は 2011 年に 30 万人を超え，さらに年々増加しています．小児期に発見して治療できれば，成人になってからの生活は改善し，医療経済的にも相当に役立ちます．ぜひ腎疾患の早期発見の大切さもご考慮いただけるよう，本書がその一助になることを祈念しております．

2022 年 3 月

編集委員長
日本小児腎臓病学会元理事長
本田雅敬

CONTENTS

Chapter 1　フローチャート解説

Chapter 2　検診の意義

用語解説

用語	備考
学校検尿	「学校検尿」は、腎臓病検診と糖尿病検診からなり、従来その両者を含む用語である。これに対し、『学校検尿のすべて 令和2年度改訂』で、「学校検尿（腎臓）」と「学校検尿（尿糖）」の2つに分類することが示された。本書は「学校検尿（腎臓）」について記載されたものであるが、一般的で親しみやすい「学校検尿」という表現で統一した
幼稚園検尿	幼稚園は、学校教育法第一条に規定された学校であり、学校検尿の対象である。幼稚園児の腎臓病検診では、基準値の設定などで小学生以上を対象とした検診と異なるため、『学校検尿のすべて 令和2年度改訂』では「幼稚園検尿（腎臓）」として別に記載されている。本書は「幼稚園検尿（腎臓）」について記載したものであるが、一般的で親しみやすい「幼稚園検尿」という表現で統一した
3歳児検尿	3歳児検尿は、地域によって検査項目の違いが非常に大きいが、主な目的は先天性腎尿路異常（CAKUT）を初めとした腎臓病を早期に発見することである。このため本来は腎臓病検診とするべきであるが、一般的で親しみやすい「3歳児検尿」という表現を使用した
多剤併用療法	小児のIgA腎症のランダム化比較試験で有効であった治療法*を多剤併用療法と表現した。カクテル療法など、いろいろな表現があるが、combination therapyの訳として多剤併用療法と統一した。この多剤併用療法にはプレドニゾロン、アザチオプリン、ヘパリン、ワルファリン、ジピリダモールなどが含まれている（*：Kamei K, et al.: Clin J Am Soc Nephrol 2011; 6: 1301-1307. より）
早朝第一尿	本書では早朝第一尿を優先した。起床後一度排尿し、その後安静にした後に採取した第二尿の方が体位性蛋白尿の否定のためには有用であるが、実現可能性を優先することとした
体位性蛋白尿	本書では体位性蛋白尿という表現で統一したが、起立性蛋白尿と同義である
糸球体性血尿・非糸球体性血尿	血尿は、腎炎などでみられる糸球体に由来する糸球体性血尿と、腎盂、尿管や膀胱など糸球体以外の部位に由来する非糸球体性血尿に分類される。一般に糸球体性血尿は、コーラ色やレンガ色といわれる色調を呈し、様々な形態からなる変形赤血球や赤血球円柱を認めることが多い。一方、非糸球体性血尿は、鮮紅色を呈し、円盤状～球状の均一な形態を示す赤血球を認めることが多い
遠心後肉眼的血尿	見た目には肉眼的血尿と診断できない尿でも、遠心分離すると赤血球からなる沈殿物を認めることがあり、このような尿を遠心後肉眼的血尿という
小児腎臓病専門施設	慢性腎炎の診断、治療ができる施設であり、基本的に腎生検が可能な施設である。また、先天性腎尿路異常（CAKUT）などの画像検査、診断ができる施設でもある。公的に定められた施設ではない（Q8参照）
小児腎臓病診療施設	子どもの腎泌尿器の超音波検査が可能な施設で、必ずしも小児腎臓専門医が勤務している必要はなく、また公的に定められた施設でもない（Q8参照）。精密検診で超音波検査の適応（紹介基準2）を満たすが、専門施設に受診するほどではない有所見者を対象とする
小児CKD対策委員会	日本小児腎臓病学会の中の委員会の1つ。慢性腎臓病（CKD）の定義、管理、対策の普及啓発を目的として作られた

略語一覧

略語	英語	日本語
ANA	antinuclear antibody	抗核抗体
ANCA	anti-neutrophil cytoplasmic antibody	抗好中球細胞質抗体
CAKUT	congenital anomalies of kidney and urinary tract	先天性腎尿路異常
CEC	central echo complex	腎中心部エコー
CKD	chronic kidney disease	慢性腎臓病
CMD	corticomedullary differentiation	皮髄境界
CVD	cardiovascular disease	心血管疾患
eGFR	estimated glomerular filtration rate	推算糸球体濾過量
FSGS	focal segmental glomerulosclerosis	巣状分節性糸球体硬化症
GFR	glomerular filtration rate	糸球体濾過量
JCCLS	Japanese Committee for Clinical Laboratory Standards	日本臨床検査標準協議会
MPGN	membranoproliferative glomerulonephritis	膜性増殖性糸球体腎炎
RPGN	rapidly progressive glomerulonephritis	急速進行性糸球体腎炎
SLE	systemic lupus erythematosus	全身性エリテマトーデス
UTI	urinary tract infection	尿路感染症
VUR	vesicoureteral reflux	膀胱尿管逆流

編集委員一覧

Chapter 1 フローチャート解説

1次，2次検尿異常の基準はどのように決められましたか？

✓ POINT!

- ▶1次，2次検尿異常の基準は学校検尿，幼稚園検尿，3歳児検尿でそれぞれ異なる．
- ▶3歳児検尿の検尿異常の基準は尿蛋白のみで +/– 以上である．
- ▶幼稚園検尿の検尿異常の基準は潜血が 1+ 以上，尿蛋白が +/– 以上である．
- ▶学校検尿の検尿異常の基準は潜血が 1+ 以上，尿蛋白が 1+ 以上である．

▌判定基準が異なることについて

　判定基準の設定には，年齢によりみつかる疾患群の特徴を考慮し，バランスをとる必要があります．スクリーニングのため，見逃される症例を 1 例でも減らすという意味からは，ゆるい基準の方が好ましいのかもしれません．反面，医学的にまったく問題のない場合も拾い上げることになり，その場合，本人や家族に不要な心配をかけることにつながります．また，検尿事業の多くを公費で行っているため，費用的にもかさみ，さらに，精密検査を行う役割の医療機関の処理能力の超過という問題もあります．それぞれの基準値における根拠を述べます．

▌3歳児検尿の検尿異常の基準値について

　尿蛋白のみで +/– 以上が基準値です．3 歳児検尿における対象疾患は①先天性腎尿路異常（CAKUT），②腎炎（遺伝性腎疾患を含む），③（CAKUT に関連した）無症候膿尿となります．

　わが国の小児慢性腎臓病（CKD）ステージ 3 以上の調査では，慢性腎炎やネフローゼ症候群などの糸球体性疾患（7.8%）よりも，CAKUT が非常に多い（68.3%）ことがわかりました[1]．しかし，CAKUT の発見契機として 3 歳児検尿は 3.2%，学校検尿は 9.7% とわずかでした[1]．その 1 つの原因に 3 歳児の尿クレアチニン（Cr）濃度が年長児や成人と比較して低いことがあります．尿 Cr 濃度が 50 mg/dL の場合，尿試験紙で +/– であっても 0.3 ～ 0.6 g/gCr と軽度～中等度の蛋白尿を示します（Q33 表2 参照）．実際に厚生労働科学特別研究班の検討では，尿蛋白の基準を +/– にすることにより，1+ より多くの有所見者がみつかっています（表1）[2]．このようなことから尿蛋白の基準値を +/– としています．しかし，尿蛋白のみでは偽陰性が多く，みつかる頻度が低いということもわかっており[3]，尿 β_2 ミクログロブリン（β_2MG）値を使用するなど，より感度の高いスクリーニング検査についての検討が行われています．

　一方，血尿単独陽性者から緊急性のある疾患がみつかる頻度は低いのですが，蛋白尿の有所見者の頻度が 1 次検尿で 1.2%，2 次検尿で 0.05% であるのに比較して，潜血は，それぞれ 8.16%，1.24% と多いことを考慮に入れて[3]，潜血を必須項目とはしておりません．仮に IgA 腎症などの慢性腎炎に起因する血尿であっても，一般的には血尿単独陽性者に対する腎生検の適応はなく，蛋白尿が陽性になるまで経過観察されます．

　みつけるべき慢性腎炎は血尿・蛋白尿の両者陽性の場合が多いのですが，幼児期における腎炎の発見頻度については複数の報告があります．千葉市の報告[4]によると，13 年間に幼稚園・3 歳児検尿で異常を指摘され，腎生検が行われたのが 26 例で，そのうち 22 例は微小変化群でした．IgA 腎

表1 各 CKD ステージにおける蛋白定性の陽性率

CKD ステージ	尿蛋白定性	
	+/−	1+
2	37.0%	33.3%
3	51.3%	34.7%
4	71.7%	58.3%
5	85.7%	85.7%

(本田雅敬：効率的・効果的な乳幼児腎疾患スクリーニングに関する研究［H24- 特別・指定 -016］．平成24 年度　厚生労働科学特別研究．総括・分担研究報告書［研究代表者：本田雅敬］〔https://mhlw-grants.niph.go.jp/project/20814〉〈閲覧日 2022.1.8〉より作成）

症が 4 例みられましたが，組織所見はいずれも微小変化であったと報告されています．他の報告でも 3 歳児検尿における血尿・蛋白尿両者陽性者から発見される無症候性腎炎の発見頻度は 18.5%と，学校検尿が約 60% であることに比較して明らかに低く，組織学的病変も軽いものが多い結果でした [5]．したがって，3 歳児検尿における第一の標的疾患とすることは適切ではないと考えられます．

　以上のようなことから 3 歳児検尿では，尿蛋白のみで，その基準は +/− 以上としました．

幼稚園検尿の検尿異常の基準値について

　潜血 1+ 以上，尿蛋白 +/− 以上が基準値です．幼稚園検尿に関する報告は非常に少ないのが現状ですが，3 歳児検尿と同様 CAKUT をみつけるということと，腎炎をみつけるということの両方の意味合いがあります．

　尿蛋白に関しては，3 歳児検尿と同じく，幼稚園児も筋肉量が少ないことから，尿中の Cr 濃度が低く，基準値を 1+ とすると偽陰性となる可能性が高くなります（Q33 **表 2** 参照）．また，尿濃縮力の低いことが多い CAKUT をみつけるために，尿蛋白は +/− 以上を基準とすることが適当と考えられます．

　潜血に関しては，伊藤ら [6] は 10 年間のまとめで，2 次検尿まで陽性となる有所見者の頻度は，潜血が 0.66%，蛋白尿が 0.26%，血尿・蛋白尿が 0.03% と潜血が多かったと報告していること，川勝ら [7] が京都の 2 病院における 10 年間のまとめで，保育園・幼稚園で発見され，経過観察された有所見者 24 例の中で，腎炎の疑いのある血尿・蛋白尿が 4 例と 17% を占めており，比較的頻度が高かったという報告があることより，3 歳児検尿より潜血を測定する意味は多い可能性があり，1+以上を基準値としました．ただ，今後，幼稚園児に対する潜血の意味を明らかにしていく必要性があると考えられます．

　なお保育園ですが，一般に学校に準じた検尿は行われていません．もし検尿を行う場合には，その子どもの年齢に応じ，3 歳児検尿や幼稚園検尿の項目を参考にして行ってください．

学校検尿の検尿異常の基準値について

　潜血，尿蛋白ともに 1+ 以上を基準値とします．

　潜血に関しては，2006 年初版の『血尿診断ガイドライン』[8] において，「尿潜血反応の判定基準は1+ 以上を陽性」と明記されています．また，文部科学省が中心になって行った学校検尿に関するアンケート調査から，潜血および尿蛋白の基準が +/− であっても 1+ であっても，「無症候性血尿・蛋

白尿（腎炎の疑い）」の頻度は，変わらなかったと報告されています[9]．また，東京都のデータで，尿蛋白や潜血が +/– の例を再検査してみると，その多くが陰性であったという報告もあります[10]．このようなことから潜血は 1+ 以上を基準値としています．

　尿蛋白については，小学校高学年になると体格も大きくなり尿 Cr 量は増え，また，早朝第一尿（安静時尿）は濃縮尿が多くなり，+/– を基準にすると偽陽性が多くなってしまいます（Q33 **表 2** 参照）．本来なら，尿蛋白濃度や尿の濃度への影響を抑えるため，尿蛋白／尿 Cr 比を測定することが望ましいのですが，費用面の問題などから，実現できていないのが現状です．そのようなことから尿蛋白は 1+ 以上を基準値としました．

　なお，各メーカーの尿試験紙感度の統一が 2006 年から日本臨床検査標準協議会（JCCLS）の努力で行われましたが，尿蛋白（アルブミン），潜血（ヘモグロビン）ともに 1+ の濃度についての統一合意がなされているだけです．

尿試験紙感度の精度管理について

　2014 年に行われた学校検尿の全国調査では，1+ 以上を基準とした場合，潜血と尿蛋白の順に小学校が 0.15%，0.06%，中学校が 0.22%，0.21%，高等学校が 0.23%，0.24% でした[9]．しかし，その値は非常にばらつきが多く，潜血，尿蛋白ともに各学校の有所見率の 5 パーセンタイル値と 95 パーセンタイル値の間には 10 倍以上の差がみられており[9]，検査の精度が疑わしい事例も認められました．したがって，上記の頻度と比較して，かけ離れた陽性率を示している場合は，検査会社に問い合わせることも必要と思われます．

文献

1) Ishikura K, et al.：Nephrol Dial Transplant 2013；28：2345-2355.
2) 本田雅敬：効率的・効果的な乳幼児腎疾患スクリーニングに関する研究［H24- 特別・指定 -016］．平成 24 年度　厚生労働科学特別研究．総括・分担研究報告書［研究代表者：本田雅敬］［https://mhlw-grants.niph.go.jp/project/20814］〈閲覧日 2022.1.8〉
3) Yanagihara T, et al.：Pediatr Int 2015；57：354-358.
4) 森　和夫，他：千葉市幼児検尿 15 年の成績と追跡．昭和 63 年度研究報告書，厚生省心身障害研究，小

児腎疾患の進行阻止と長期管理のシステム化に関する研究．1989：266-270.
5) 土屋正己，他：小児内科 2003；35：873-876.
6) 伊藤雄平，他：小児臨 1989；42：830-834.
7) 川勝秀一，他：京都医会誌 2002；49：15-19.
8) 血尿診断ガイドライン検討委員会：日腎会誌 2006；48（Suppl.）：5.
9) 柳原　剛，他：小児保健研 2017；76：93-99.
10) 村上睦美：東京都予防医協会年報 2014；43：18-26.

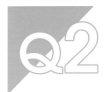

Q2 3次精密検診の目的と最低限行うべき検査項目は何ですか？

| 学校検尿 | 幼稚園検尿 | 3歳児検尿 |

✓ POINT！

▶3次精密検診（精密検診）の目的は，学校・幼稚園検尿では主に慢性腎不全に進行する可能性のある腎炎患者の抽出，3歳児検尿では先天性腎尿路異常（CAKUT）の抽出を目的とし，また軽微な尿所見のみの子どもに対する適切な管理基準を決定することである．

▶精密検診で行う検査は，より腎炎の鑑別に特異度が高く，診断の一助となる検査，CAKUTの発見につながる検査が含まれる．

▶腎炎以外の腎不全に至る可能性のある疾患も早期発見が望ましく，腎機能の評価は重要である．

▌3次精密検診（精密検診）の目的

　学校・幼稚園・3歳児検尿における精密検診の項目を決定するには，その目的を知ることが重要です．精密検診の目的には，次の4点があげられます．

　①暫定診断を決定し，経過観察方針を決定する（暫定診断についてはQ6参照）．

　②腎炎やそれ以外の慢性腎臓病（CKD）の子どもを抽出し，確定診断をし，治療や管理につなげる．

　③子どもに一番多いCKD（ステージ3～5）である，先天性腎尿路異常（CAKUT）を発見する．

　④軽微な検尿有所見者には厳しい生活規制を強いない．

　子どもにみられる代表的な腎疾患を**表1**[1]に示します．精密検診で行う検査はこれらの疾患を診断する糸口となる検査です．精密検診では，早朝第一尿（安静時尿）を確認することも重要です．

▌精密検診での検査内容

1. 尿定性検査・沈渣

　定性検査では，尿蛋白と潜血を調べます．尿蛋白は，3歳児・幼稚園検尿では +/−，学校検尿では 1+ を基準とします．幼少期は希釈尿のことが多く，定性で +/− であっても実際にはそれ以上の尿蛋白が出ていることがあるからです．なお，蛋白尿は早朝第一尿と随時尿の両方で評価し，体位性（起立性）蛋白尿を精密検診の段階でスクリーニングしておく必要があります（体位性蛋白尿については Q28 参照）．一方潜血は，定性 1+ 以上，沈渣では 5 個/HPF 以上を陽性と判定します．血尿単独陽性の場合はほとんどが無症候性血尿で，そのほとんどが良性家族性血尿と考えられていますが，蛋白尿と合併する場合は腎炎の可能性が高まりますので注意が必要です．また，沈渣赤血球・白血球のそれぞれ 50 個/HPF 以上が 2 回以上連続して続く場合は CAKUT を含む泌尿器系の疾患が示唆されるため，超音波検査ができる施設（小児腎臓病診療施設）への紹介が必要になります．なお，基準を 50 個/HPF 以上と決めるにあたって明確なエビデンスはなく，病的意義の少ない血尿や白血球尿を有所見としないことを念頭に，編集委員会で検討して決定しました．

2. 尿蛋白/尿クレアチニン（Cr）比

　尿は体の水分量を調節するため，簡単に濃縮されたり希釈されたりします．そのため，1 日の尿蛋白量が同じでも 1 回の尿による定性ではかなりの差が出て，偽陽性や偽陰性の原因となります（Q22 参照）．その尿の濃度を補正するために，尿蛋白濃度を尿 Cr 濃度で割って計算します（Q33 参

表1 子どもでみられる腎疾患

	一次性	二次性	遺伝性・先天性
糸球体疾患	微小変化型ネフローゼ症候群 IgA 腎症 巣状分節性糸球体硬化症 急性糸球体腎炎 膜性増殖性糸球体腎炎	紫斑病性腎炎 ループス腎炎	良性家族性血尿 Alport（アルポート）症候群 （その他の）遺伝性腎炎 先天性ネフローゼ症候群
尿細管・間質ならびに尿路系疾患		Fanconi（ファンコニ）症候群（一次性も）	先天性水腎症 膀胱尿管逆流 低形成・異形成腎 多発性囊胞腎 Dent（デント）病 ネフロン癆

（日本腎臓学会（編）：CKD 診療ガイド 2012．東京医学社，2012．〔https://jsn.or.jp/guideline/pdf/CKDguide2012.pdf〕〈閲覧日 2021.9.13〉より）

表2 各 CKD ステージにおける CAKUT 患児の陽性率

CKDステージ	尿蛋白 / 尿 Cr 比 0.15 <	尿 β_2MG/ 尿 Cr 比 0.34 <
2	44.4%	73.9%
3	75.6%	96.2%
4	96.1%	97.6%
5	86.0%	100.0%

（本田雅敬：効率的・効果的な乳幼児腎疾患スクリーニングに関する研究〔H 24- 特別・指定 -016〕．平成 24 年度　厚生労働科学特別研究．総括・分担研究報告書〔研究代表者：本田雅敬〕〔http://mhlw-grants.niph.go.jp/project/20814〕〈閲覧日 2022.1.8〉より作成）

照）．小児腎臓病専門施設への紹介基準を判定する際には，この尿蛋白 / 尿 Cr 比を定性より優先します（Q9 参照）．

3. 尿 β_2 ミクログロブリン（β_2MG）/ 尿 Cr 比

尿 β_2MG / 尿 Cr が，初版においては追加検査項目の例としてあげられていましたが，今回の改訂では精密検診において最低限行う検査項目となりました．尿 β_2MG は尿細管機能障害を反映しており，Dent（デント）病の他，CAKUT 発見のためにも有用です[2]．表2[3]に各 CKD ステージにおける尿蛋白 / 尿 Cr 比および，尿 β_2MG/ 尿 Cr 比の陽性率を示します．尿 β_2MG の方がより早い段階から CKD を発見できることがわかります（Q35 参照）．

4. 血液検査

血液検査には，血清アルブミン，血清 Cr，血清補体のうちの C3，の 3 項目をあげました（基準値などは Q4 を参照）．高度蛋白尿に低アルブミン血症を伴う場合はネフローゼ症候群が強く疑われ，速やかに対応する必要があります．また，腎機能障害を示唆する血清 Cr 高値（正常値は年齢により異なります．Q29 参照）や，腎炎と関連する疾患の活動性を示唆する低 C3 血症も，速やかに対応しなければなりません．

以上の検査で明らかな異常となる場合は，腎不全に至る可能性のある病態が示唆されるため，小児腎臓病専門施設あるいは小児腎臓病診療施設への紹介に直結します（各項目の詳細および基準値は Q4 参照）．

なお，これらの検査に異常がなかった場合や，紹介基準 1，2（Q9，10 参照）のいずれも満たさない程度の軽い異常の場合は，食事制限や運動制限をすることなく（Q36，37 参照），定期的な検査を行ってください（Q11 参照）．

今まで述べてきたものは精密検診における最低限行うべき検査項目ですので，それ以外の検査を行うことを妨げるものではありません．

文献

1) 日本腎臓学会（編）：CKD 診療ガイド 2012．東京医学社，2012．〔https://jsn.or.jp/guideline/pdf/CKDguide2012.pdf〕〈閲覧日 2021.9.13〉
2) Hamada R, et al.：Pediatr Nephrol 2022；37（in press）.
3) 本田雅敬：効率的・効果的な乳幼児腎疾患スクリーニングに関する研究〔H 24- 特別・指定 -016〕．平成 24 年度　厚生労働科学特別研究．総括・分担研究報告書〔研究代表者：本田雅敬〕〔http://mhlw-grants.niph.go.jp/project/20814〕〈閲覧日 2022.1.8〉

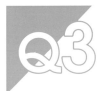

3次精密検診の問診・診察・身体所見（身長・体重・血圧）で注意することは何ですか？

| 学校検尿 | 幼稚園検尿 | 3歳児検尿 |

✓ POINT!

▶精密検診における問診では，尿検体の適切性の確認，疾患の鑑別，腎疾患による症状の有無の確認などを行う必要がある．

▶採尿条件による偽陽性は不必要な観察・検査の原因となるが，十分な問診をすることでその除外が可能である．

▶腎疾患の診断には尿検査，血液検査，画像検査，病理検査などの検査所見だけではなく，臨床経過，家族歴も重要な要素である．

▶昼間尿失禁（昼間遺尿）などの排尿障害の有無は，膀胱機能障害や先天性腎尿路異常（CAKUT）発見のための重要な問診事項である．

　3次精密検診（精密検診）における問診聴取の目的には，採取された尿検体が適切であることの確認，尿異常の原因となりうる疾患の鑑別，腎疾患による症状の有無などがあります．これらを確認することによって，不必要なフォローアップ・検査の削減，あるいは逆に必要な検査の追加，適切な外来管理，専門医への紹介が可能となります．

　尿所見の異常を呈する原因疾患は多岐にわたりますが，これらの診断は必ずしも尿検査，血液検査，画像検査，病理検査だけでは決定しません．臨床経過，家族歴は重要な診断要素です．周産期歴や過去の急性腎障害の既往も時に診断の手掛かりとなることがあります．子どもの腎疾患では，Alport（アルポート）症候群は軽微な血尿のときもあり，的確な家族歴の聴取から診断に至る場合や，子どもの腎炎で最も多い IgA 腎症のように "感冒時の肉眼的血尿" のキーワードから診断につながる疾患なども多く，十分な問診は不可欠です．

　精密検診で必要と考えられる問診項目を以下に記し，それぞれ "採尿方法" "家族歴" "既往歴" "身体所見" に分けたものを表1[1] に示します．

採尿方法

　検診での検尿は，一般的に自宅で採取した早朝第一尿（安静時尿）を持参してもらいますが，その採尿が適切に行われた早朝第一尿であるかは確認が必要です（具体的な採尿方法は Q18 参照）．これは，安静時に膀胱内にたまった早朝第一尿が最も尿検査に有用であるためです．なお，月経中の尿は血尿のみならず，蛋白尿においても偽陽性の原因となるため，除外する必要があります（月経中の場合の具体的な対応については Q20 参照）．

家族歴

　腎尿路疾患ではしばしば家族集積性がみられます．

　腎尿路疾患や慢性腎不全（透析），高血圧症の他，難聴や眼疾患，肝疾患，糖尿病など腎症状以外の聴取も必要です．

　家族性に発症する血尿では，良性家族性血尿は多く認められる病態です．家族内の検尿異常を確認することが診断の一助となる場合もあります．良性家族性血尿は血尿が家系内で認められる臨床

表1 問診・診察

採尿方法	就寝直前に排尿したか 早朝第一尿か 中間尿か 月経との関連(小学校高学年以上)
家族歴	両親の無症候性血尿の有無,慢性腎炎・腎不全,透析の有無,難聴を伴う腎炎,高血圧,膠原病,糖尿病など
既往歴	肉眼的血尿,高血圧症,腎疾患,IgA血管炎,尿路感染症,膠原病など.幼少期に原因不明の高熱を繰り返したことがあるか,低出生体重
身体所見	浮腫,体重増加,肉眼的血尿,高血圧,易疲労感,食欲不振,頭痛,腰痛,微熱,排尿時痛,頻尿,尿失禁,夜尿など

(日本学校保健会:3次精密検診. 学校検尿のすべて 令和2年度改訂. 日本学校保健会,2021:15-16. より一部改変)

的症候群ですが,通常,子どもに認められる尿所見は血尿のみで腎不全には進行しません.

しかし,良性家族性血尿と鑑別すべき疾患に,Alport症候群があります.この疾患は初期には同様に家族性の血尿として発見されますが,次第に腎不全に進行するため慎重に経過をみていく必要があります.Alport症候群は家族内に慢性腎不全の患者が存在する場合にはより強く疑われるため,重要な情報となります.

全身性エリテマトーデス(SLE)などの膠原病も家族性が指摘されています.

既往歴

ヘモグロビン尿やミオグロビン尿では潜血の偽陽性を生じます.原因として溶血性疾患,けいれん重積,薬剤や運動負荷による横紋筋融解,筋挫滅を伴う外傷などが考えられます.検査日以前に遡って過度な運動や打撲などの外傷がないか確認します.

肉眼的血尿は,子どもでは糸球体性血尿であることが多く,腎炎の存在が疑われます.感冒様症状などの先行感染から1～2週間後に肉眼的血尿を認める場合は,感染後急性糸球体腎炎が疑われます.しかし感冒と同時期に認める肉眼的血尿は,IgA腎症,Alport症候群などに特徴的な所見で注意が必要です.

鮮紅色の血尿は尿路系の出血が疑われ,ナットクラッカー現象や,子どもではまれですが結石,腫瘍など泌尿器疾患も疑われます.原因は明らかではありませんが,単発的に肉眼的血尿をきたす特発性腎出血とよばれる良性の病態も,非糸球体性血尿の原因となりえます.

尿路感染症(UTI)は,時として先天性腎尿路異常(CAKUT)診断の手掛かりになるので確認してください.一般臨床の場では時として尿路感染が見過ごされていることがあり,新生児・乳児期に他に症状を伴わない発熱の既往がある子どもには,注意して経過を聴取します.

SLEなどの膠原病疾患は,まれですが腎炎との関連があり重要です.紫斑病性腎炎は,IgA血管炎発症後1か月以内に発症することが多いですが,確認は必要です.過去の検尿異常の有無,所見は疾患の進行速度を評価する上で重要でしょう.また,近年は早期産・低出生体重や,胎児発育不全なども慢性腎臓病の一因と成りえることが明らかとなりつつあり,可能な限り周産期の情報を集めることも大切です.他にも難聴や眼疾患や肝疾患なども全身疾患や遺伝性疾患でみられることがあり確認します.

薬剤の使用歴も忘れてはなりません.

身体所見

保護者から訴えを聞くことも多いですが,保護者が症状に気付いていないこともある,というこ

とを意識して診察にあたる必要があります.

　腎尿路疾患に伴う臨床症状は,検尿異常以外は初期には顕著ではなく,疾患の進行とともに顕在化します.

　浮腫や体重増加は,蛋白漏出に伴う低アルブミン血症と,腎不全による水分貯留に伴う症状,などの病態が考えられます.疲れやすさや食欲低下,頭重感などは腎不全による尿毒症でみられることがあります.頭痛は高血圧に伴って自覚されます.微熱,排尿時痛,頻尿や残尿感は膀胱炎などの下部尿路感染症を疑わせますが,CAKUT診断の手掛かりとなる可能性があります.昼間尿失禁(昼間遺尿),夜尿は膀胱機能障害やCAKUTによる多尿の場合もあるため,注意が必要です.特に尿失禁は膀胱機能障害の徴候であることが多いため,重要な問診情報です.夜尿は慢性腎不全や塩類喪失性腎症などでもみられることがあります.

　腎尿路疾患では,成長障害を伴うこともあります.低身長や,低身長でなくても身長の伸びが成長曲線からそれていないか,両親の身長から求められる予測値から大きく外れてはいないか注意する必要があります.身長は血清クレアチニン(Cr)値を用いた推算糸球体濾過量(eGFR)の計算にも用いられます(Q30参照)

　高血圧は子どもではまれですが,急性腎炎症候群,慢性腎炎の急性増悪期,急性・慢性腎不全などでは認められる所見です.また,子どもでは高血圧があっても訴えがないこともあります.血圧測定時には使用するカフに注意が必要です.カフ幅が広すぎると血圧は低く,狭すぎると高く評価されてしまいます(Q32参照).

　精密検診では以上の点に留意しながら問診・診察を行ってください.腎疾患の診断は,検査所見だけでなく臨床経過,家族歴,既往歴も非常に重要な要素です.十分な問診・診察が,適切な管理基準の設定,暫定診断,確定診断につながります.

　紹介基準を満たす症例は,紹介施設で超音波検査も行います.

文献

1)日本学校保健会:3次精密検診.学校検尿のすべて　令和2年度改訂.日本学校保健会,2021:15-16.

参考文献

・日本腎臓学会(編):エビデンスに基づくCKD診療ガイドライン2018.東京医学社,2018.

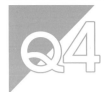

Q4 3次精密検診での検査値はどのように判断しますか？

学校検尿 ┃ 幼稚園検尿 ┃ 3歳児検尿

✓ POINT!

▶ 3次精密検診（精密検診）での検査は，1次，2次検尿のようなスクリーニング的な検査ではなく，より特定の疾患や病態に的を絞った，精密検査の要素が強くなる．

▶ 精密検診での潜血検査は，偽陽性，偽陰性のある定性ではなく，沈渣での評価が重要である．また，蛋白尿も定性ではなく，正確な尿蛋白/尿クレアチニン（Cr）比で評価する．

▶ 採血での腎機能の評価，血圧は最も重要な項目であるが，年齢ごとの基準値を確認する必要がある．

　3次精密検診（精密検診）は，これまでの1次検尿，2次検尿のようなスクリーニング的な検査ではなく，より精密検査としての要素の強い検査となります．子どもにおける基準値は年齢ごとに異なるものもあり，注意が必要です．

　各項目の異常の基準，その概説を以下に示します（**表 1**）[1~3]．学校検尿の最も重要な目的は，腎不全に進行する可能性のある腎炎などの慢性腎臓病（CKD）の抽出にありますが，クレアチニン（Cr），糸球体濾過量（GFR），血圧，尿蛋白/尿Cr比はこのCKDの進行度を直接的に反映する項目で，特に重要です（Cr，GFR，血圧，尿蛋白/尿Cr比については Q29 ～ 31，33 参照）．

▍尿検査

1. 潜血に関連する検査

　1次検尿，2次検尿のスクリーニング検査では尿試験紙法による定性検査が用いられていますが，精密検診ではそれに加え，沈渣を行います．

　元来，血尿の基準は沈渣での5個/HPF以上を異常とする定義が世界的にも最も一般的です．しかしながら，この沈渣は顕微鏡での計測を要し，スクリーニング検査としては手間がかかるため，すべての子どもに行うことは不可能でしょう．一方，定性はその陽性基準は 1+ 以上と定められていますが[1]，一般にこれはヘモグロビン濃度で 0.06 mg/dL 以上と規定されており，この尿試験紙法はメーカーによる差や，ミオグロビン尿，ヘモグロビン尿での偽陽性，ビタミン C（アスコルビン酸）などでの偽陰性の可能性が指摘されています．したがって，精密検診ではより厳密で一般的な"沈渣での5個/HPF以上"を基準とする必要があります（ただし顕微鏡の機種により視野面積が最大2倍程度異なるため，この沈渣の評価も絶対的でない点には留意する必要があります）．また近年では，尿を遠心せずに尿中有形成分を定量的に表示できるフローサイトメトリー法を測定原理とした自動尿中有形成分分析装置が沈渣の補助的役割を担うことも多くなってきています（Q25 参照）．

　円柱は尿細管中に尿の蛋白成分が停滞することにより形成された"鋳型"のようなもので，それが尿細管から再開通することによって尿中に排出されます．この鋳型（円柱）の中に赤血球が3個以上含まれる場合を赤血球円柱とよびますが，これはつまり尿細管より上流にある糸球体から赤血球が漏出していることを意味するため，赤血球円柱は糸球体での病変を示唆します．変形赤血球も赤血球が糸球体基底膜を通過するために変形した赤血球が尿中に漏出したものであり，同じく糸球体での病変を示唆し重要です．糸球体性の血尿の中には，良性家族性血尿のように良性なものもありますが，腎炎性疾患を疑わせる所見でもあり留意が必要です．沈渣における赤血球尿が50個/HPF

表1 各項目における異常とする基準値

異常とする基準値			異常とする基準値	
潜血	潜血定性	1+ 以上	血清アルブミン	< 3.0 g/dL
	沈査	5個/HPF 以上	血清 Cr	Q29 参照
	赤血球円柱	1個以上	血清補体(C3)*	< 73 mg/dL
尿蛋白	尿蛋白定性	1+ 以上	尿 β_2MG 尿/Cr 比(μg/mgCr)	0.50 以上(幼稚園) 0.35 以上(小学生) 0.30 以上(中学生以上)
	尿蛋白/尿 Cr 比	0.15 g/gCr 以上		

*：C3 の値は，「日本学校保健会：精密検診．学校検尿のすべて 令和2年度改訂．日本学校保健会，2021」から引用したが，子どもに限定した基準値はなく，今後の検討が望まれる．基本的に幼児期以降は成人と同等と考えられるが，各施設で採用しているキットにより基準値が異なるため，注意が必要．
(血尿診断ガイドライン編集委員会(編)：血尿の定義とスクリーニングのための検査法．血尿診断ガイドライン 2013．ライフサイエンス出版，2013：3-12．／日本学校保健会：小児腎臓病における検査．学校検尿のすべて 令和2年度改訂．日本学校保健会，2021：26-52．／奥山虎次：小児科学レクチャー 2013；3：531-543．より改編)

以上が2回以上連続して認められる場合，尿路結石や腫瘍などを否定する必要があるため小児腎臓病診療施設に紹介します(Q10参照)．

2. 尿蛋白に関する検査

尿試験紙法による尿蛋白定性は，基準が定められています(**表1**)[1~3]．この方法もやはり尿試験紙によるもので，簡便性には優れますが，濃縮尿，希釈尿の影響を受けるという問題があります．実際の蛋白尿の評価には，24時間での総蛋白量が疾患の進行度に相関し重要ですが，この尿試験紙法の評価はスポット尿で1回分の尿の評価でしかなく，希釈された尿では偽陰性となりますし，濃縮された尿では偽陽性となりえます．この24時間の尿中総蛋白量に相当するものが尿蛋白/尿 Cr 比であることがわかっており，精密検診ではこの尿蛋白/尿 Cr 比による評価を必須としており，定性の結果よりも優先させます(Q33参照)．蛋白尿が単独で陽性の場合，体位性(起立性)蛋白尿が含まれることがあり，持続性蛋白尿と区別する必要があります(Q28参照)．

3. 尿 β_2 ミクログロブリン(β_2MG)

尿 β_2MG は尿細管性蛋白の1つで，正常では分子量が小さく糸球体で濾過されますが，その大半が近位尿細管で再吸収されます．尿細管の異常をきたす疾患，尿路感染症(UTI)，急性腎障害，CKD，間質性腎炎などで高値となるため，この異常を認める子どもでは，尿細管機能の評価，腎機能の評価，腎形態異常などの確認が必要です(Q35参照)．

4. 白血球尿

白血球尿については，UTI の診断が目的ではなく，異常を呈する背景として何らかの腎尿路異常など基礎疾患がないかを精査することが目的です．沈渣において50個/HPF 以上が2回以上連続する場合，小児腎臓病診療施設に紹介する紹介基準に当てはまります(Q10参照)．

血液検査

基準値は**表1**[1~3]を参照してください．

1. アルブミン

蛋白の値の評価は，高値，低値ともに時として意義があります．アルブミンの高値は，脱水などでも高値となる場合があります．

蛋白尿を認める子どもで，低アルブミン血症を認める場合は，蛋白漏出に伴い低蛋白血症を起こしている可能性が高く重要です．これらの病態は，子どもに多い微小変化型ネフローゼ症候群のみ

ならず，子どもで比較的高頻度な腎疾患である IgA 腎症，紫斑病性腎炎，ループス腎炎〔全身性エリテマトーデス（SLE）に伴う腎炎〕などでも，疾患がより進行した際にみられることがあります．3.0 g/dL 未満を明らかな異常とみなし，紹介基準としています．

2. クレアチニン（Cr）

腎機能の評価には Cr が優先されます（Q29 参照）．腎機能の低下を認める場合には，早急にその原因の検索をする必要があり，高血圧，アシドーシス，電解質異常，水分過剰，貧血，高尿酸血症などの合併症の評価も重要です．小児腎臓病専門施設に紹介する必要があります．

3. C3

補体は血清に存在する一群の蛋白質で，炎症の進展や治癒，生体防御の上で重要な働きをします．詳細な機序は成書に譲りますが，低補体をきたす尿所見異常者は，溶連菌感染後急性糸球体腎炎，膜性増殖性糸球体腎炎，SLE に伴うループス腎炎などが鑑別にあがるため重要です．高補体血症は感染などによる一過性である場合が多く，他の症状に乏しく，持続しなければ，これを根拠に小児腎臓専門医に紹介する意義は少ないです．本書においては，73 mg/dL 未満を有意な低下として紹介基準としています．また，CH_{50} や C4 も同時に評価されることがあります．

📖 文献

1) 血尿診断ガイドライン編集委員会（編）：血尿の定義とスクリーニングのための検査法．血尿診断ガイドライン 2013．ライフサイエンス出版，2013：3-12.

2) 日本学校保健会：小児腎臓病における検査．学校検尿のすべて 令和 2 年度改訂．日本学校保健会，2021：26-52.

3) 奥山虎次：小児科学レクチャー 2013；3：531-543.

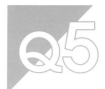

Q5 3次精密検診はどこが行っていますか？また，A方式・B方式とは何ですか？

学校検尿　幼稚園検尿　3歳児検尿

✓ POINT!

▶ 公的施設を用いて集団的に3次精密検診（精密検診）を行う方式（A方式）と，精密検診から近隣の医療機関を受診する方式（B方式）がある（図1）[1]．

▶ 地域の実情にあわせていずれかの方式が採用されており，8割がB方式である．

▶ 一部のB方式の地域では今後改善を要する場合もあり，都道府県代表小児CKD対策委員（代表委員）を活用されたい．

　学校検尿は学校保健安全法で規定された，学校が主体で行われている検診であり，各地域の実情にあわせて行われています．

A方式とは

　1次・2次と連続して有所見であった子どもに，近隣の公共施設を会場とする3次精密検診（精密検診）に来てもらい，精密検診を行う方法が，A方式と称されています．A方式では，得られたすべてのデータを総合し，地域の専門医や教育委員会などで構成される判定委員会において暫定診断と腎疾患管理指導区分が決定されます．その結果をまとめた書類が教育委員会・学校を通じて保護者に届き，本人と保護者はその書類を持参して，医療機関を受診することになります．最近では，精密検診を集団で行う代わりに指定医療機関を受診させる地域も一部にありますが，集団検診以外のシステムは従来のA方式と変わりありません．またA方式では，精密検診までが公費で賄われます．

　実際には精密検診受診後から機能するシステムがより重要で，現時点ではA方式が最も望ましい方式だと考えられていますが，マンパワー的に都市部周囲でのみ確立・維持が可能，という弱点もあります．実際にA方式が行われているのは約2割の自治体といわれております[2]．

　問題点として，このシステムでは精密検診受診から保護者に書類が届くまで通常2～3週間を要し，緊急性のある場合には十分な対処ができません．そこで最近，A方式をとる多くの自治体では，担当する検査機関と協力し，1次・2次と著しい尿異常を呈する場合の他，高血圧や浮腫など何らかの症状を呈した場合，明らかな腎機能障害が判明した場合には，保護者に緊急受診勧告をする警告システムを設定しているところが多くなっています．

B方式とは

　1次・2次（2次がない地域もある）と連続して有所見であった場合に，保護者に連絡され，本人と保護者は個別に学校医，主治医または指定医療機関を受診し，受診した医療機関が暫定診断と管理指導区分を決定するシステムを，B方式と称しています．実際には約8割の多数派で，2次検尿までが公費により賄われています．

　問題点として，精密検診（あるいは同等レベル）が未実施であったり，受け皿を明示しないまま1次・2次検尿のみ行っていたり，さらに2次検尿も未実施の自治体が都市部でも少なからず存在しています．暫定診断名をつけることや管理区分を決定するのに特別な資格を要しませんので，その

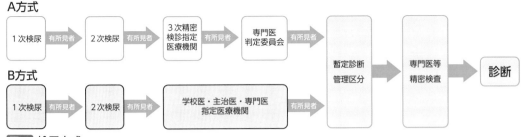

図1 検尿方式

(日本学校保健会：学校検尿システムA方式とB方式．学校検尿のすべて 令和2年度改訂．日本学校保健会，2021：6．より)

判断にレベル差があることは否めません．一部のB方式地域では，有所見者がきちんと医療機関を受診したかどうかも把握しにくくなっています．

今後の方向性

地元医師会の理解・協力が得られ，積極的に病院群・専門医と連携して判定委員会も機能した一貫した体制の完成している地域では，B方式でも何の問題もなく，実際にそのような地域もあります．ただ一方で，立場上から医療機関の受診をすすめているだけの地域もあり，A方式に準じた(A方式にはこだわらない)，自己管理が円滑にすすむような一定レベルの担保されたシステム構築が望まれています．精密検診の受診・未受診を把握できるようなシステムも必要です．

具体的な策としては，受け皿施設の数的・質的な全国的な底上げのため小児腎臓専門医を各地域に増やす，ということが1つでしょう．しかし当座は，日本小児腎臓病学会などの主導で研修会を開催し，小児腎臓専門医以外の判断レベルを一定水準以上に揃える，という暫定的手段が考えられています．また，各地域で問題が生じた場合の相談役として，同学会では都道府県代表小児CKD対策委員(代表委員)を各都道府県に1～2名指名し，小児CKD対策の仕事を依頼しています(Q17参照)．同学会からは，各自治体や医師会にこの委員のリストを含めた正式な文書連絡がなされているため，地域で問題が生じた場合には，ぜひ活用してください(代表委員のリスト：http://www.jspn.jp/jigyou/iinkai/syoni_todofuken.pdf)．

暫定診断を機械的に決めることは難しいと考えられていますが，日本全体の学校検尿のビッグデータとして活用できるように，コンピュータを用いて管理されることが望ましいと思われます．

文献

1) 日本学校保健会：学校検尿システムA方式とB方式．学校検尿のすべて 令和2年度改訂．日本学校保健会，2021：6．

2) 村上睦美：小児臨 2013；66：557-566．

暫定診断とは何ですか？

✓ **POINT!**

| 学校検尿 | 幼稚園検尿 | 3歳児検尿 |

▶学校検尿で有所見となる子どもの中で，実際に慢性腎炎などの腎疾患を確定診断できる子どもは一部である．

▶暫定診断は確定診断をつけるまでのあくまで暫定的な診断名である．

▶暫定診断は確定診断を下す必要がない軽度の異常の場合，尿所見やその他の臨床症状の進行がないかを経過観察したり，不必要な制限を強いないため管理区分をつける指標となるものである．

▶経過観察中に小児腎臓病専門施設への紹介基準を満たす場合は，進行した腎疾患が疑われ，より詳しい精査，確定診断が必要になるため注意が必要である．

▶蛋白尿は定性よりも尿蛋白 / 尿クレアチニン(Cr)比の値を優先する．

暫定診断の重要性

　3 次精密検診（精密検診）での診療を受けると，その尿所見などから暫定診断が下されます．精密検診の結果を踏まえ，経過観察の必要性，方法，小児腎臓病専門施設への紹介の必要性を判断します．

　そもそも学校検尿の最も重要な目的は，腎炎などの慢性腎臓病(CKD)患者の抽出にあります．この腎疾患の診断は，問診などによって知り得た臨床経過や，尿所見，血液所見，画像所見，適応に応じて行われる病理所見(腎生検)などを総合的に判断し，確定診断に至ります．確定診断の決定は必ずしも重症度の高い疾患に必要なものではなく，体位性(起立性)蛋白尿など病的な意義の少ない疾患が診断されることもあります(体位性蛋白尿の診断方法は Q28 参照)．

　では，すべての検尿有所見者に対し確定診断をつけて治療する必要があるかというと，必ずしもそうとは限りません．例えば，軽微な血尿のみで蛋白尿を伴わない子どもは，確定診断をつけて治療を行う必要がない可能性が高いです．Q2 でも記したとおり，精密検診の目的の 1 つには，これらの "確定診断の決定，治療を行う必要はないが，腎炎が存在し今後増悪する可能性がある子ども" を経過観察することにあります．暫定診断は，この管理方針を決める上でも重要になります．暫定診断はまた，確定診断がつくまでの間に不必要な制限を加えないためにも重要です．**表 1**[1)]に暫定診断名と，その診断基準を示します．

　暫定診断名の使用には地域差がありましたが，今後は統一する方向です．

暫定診断名

1. 「異常なし」

　精密検診での受診時に，尿検査，血液検査でまったく異常がない場合，「異常なし」とします．この判定をした子どもを経過観察とする必要はありませんが，翌年の学校検尿も確実に受けることを指示してください．

2. 「無症候性蛋白尿」

　精密検診での尿検査にて，潜血 1+ 未満かつ沈渣赤血球 4 個 /HPF 以下で，蛋白定性 1+ 以上ある

表1 3次精密検診の尿所見による暫定診断

暫定診断名	尿蛋白/Cr 比	尿蛋白定性[※1]	尿潜血	尿沈渣
異常なし	< 0.15 g/gCr	− 〜 +/−	− 〜 +/−	赤血球 ≦ 4 個/HPF
無症候性蛋白尿	≧ 0.15 g/gCr	1+ 以上	− 〜 +/−	赤血球 ≦ 4 個/HPF
体位性(起立性)蛋白尿	早朝尿 < 0.15 g/gCr	早朝尿 − 〜 +/−	− 〜 +/−	赤血球 ≦ 4 個/HPF[※2]
	随時尿 ≧ 0.15 g/gCr	随時尿 1+ 以上	− 〜 +/−	
無症候性血尿	< 0.15 g/gCr	− 〜 +/−	1+ 以上	赤血球 ≧ 5 個/HPF
無症候性血尿・蛋白尿(腎炎の疑い)	≧ 0.15 g/gCr	1+ 以上	1+ 以上	赤血球 ≧ 5 個/HPF
白血球尿(尿路感染症の疑い)	< 0.15 g/gCr	− 〜 +/−	− 〜 +/−	白血球 ≧ 50 個/HPF
高 β_2 ミクログロブリン尿 (先天性腎尿路異常の疑い)	尿 β_2MG／尿 Cr 比が 幼稚園児 0.50 μg/mgCr 以上 小学生 0.35 μg/mgCr 以上 中学生以上 0.30 μg/mgCr 以上			
その他	高血圧など他の状態や，確定診断名が付いている場合記入			

[※1]: 蛋白尿は定性よりも尿蛋白/Cr 比の値を優先する.
[※2]: 体位性(起立性)蛋白尿の随時尿には赤血球を認める場合がある.
(日本学校保健会：暫定診断，紹介基準，管理指導票. 学校検尿のすべて 令和 2 年度改訂. 日本学校保健会，2021：17-20. より改変)

いは尿蛋白/尿クレアチニン(Cr)比 0.15 g/gCr 以上である場合は，「無症候性蛋白尿」としてください.

3.「体位性(起立性)蛋白尿」

精密検診での尿検査にて，潜血 1+ 未満かつ沈渣赤血球 4 個/HPF 以下で，早朝第一尿(安静時尿)蛋白定性 +/− 以下あるいは尿蛋白/尿 Cr 比 0.15 g/gCr 未満，随時尿蛋白定性 1+ 以上あるいは尿蛋白/尿 Cr 比 0.15 g/gCr 以上である場合は，「体位性(起立性)蛋白尿」としてください.「体位性(起立性)蛋白尿」は上記の尿所見が反復して確認され，かつ他の検査で異常を認めない場合は，確定診断が可能です.

4.「無症候性血尿」

精密検診での尿検査にて，潜血 1+ 以上あるいは沈渣赤血球 5 個/HPF 以上で，蛋白定性 1+ 未満かつ尿蛋白/尿 Cr 比 0.15 g/gCr 未満である場合は，「無症候性血尿」としてください. ただし，尿所見で赤血球円柱が認められる場合，あるいは変形赤血球が認められる場合は糸球体由来の血尿を意味し，腎炎の可能性もありますので気をつけてください.

5.「無症候性血尿・蛋白尿(腎炎の疑い)」

精密検診での尿検査にて，潜血 1+ 以上あるいは沈渣赤血球 5 個/HPF 以上で，蛋白定性 1+ 以上あるいは尿蛋白/尿 Cr 比 0.15 g/gCr 以上である場合は，「無症候性血尿・蛋白尿(腎炎の疑い)」としてください. これらの症例では腎炎の存在が疑われます. 注意深い観察が必要で，場合によっては腎生検を検討する必要があるため，Q9 の小児腎臓病専門施設への紹介基準を参照してください.

6.「白血球尿(尿路感染症の疑い)」

精密検診での尿検査にて，沈渣白血球数 50 個/HPF 以上であり，潜血，尿蛋白定性が 1+ 以下の場合，「白血球尿(尿路感染症の疑い)」とします. 沈渣で白血球数 5 個/HPF 以上が白血球尿ではありますが，偽陽性を減らすためにスクリーニングとして，50 個/HPF 以上としています. これらの症例では，残尿感，排尿時痛の有無，陰部の汚染の有無などを確認するとともに，夜尿，尿失禁(昼間遺尿)の有無，成長障害や貧血の有無，採血での Cr 値についても確認してください. 白血球尿が先天性腎尿路異常(CAKUT)に起因している可能性があるからです. 腎機能の評価(Cr)は特に重要な意味をもちます(CAKUT については Q1，15，23，34 参照).

7.「高 β_2 ミクログロブリン尿（先天性腎尿路異常の疑い）」

　精密検診での尿検査で，今回初めて検査項目に追加された尿 β_2 ミクログロブリン（β_2MG）が高値の場合です．尿蛋白と同じように尿 Cr で補正し，尿 β_2MG／尿 Cr 比（μg/mgCr）で表します（Q35 参照）．年齢により基準値が違い，幼稚園は 0.50 以上，小学生は 0.35 以上，中学生以上は 0.30 以上を高値とし，「高 β_2 ミクログロブリン尿（先天性腎尿路異常の疑い）」とします．尿 β_2MG／Cr 比はいろいろな場合に高値を示しますが，CAKUT も高値を示す代表的な疾患となります．

8.「その他」

　上記の他にも学校検尿，精密検診にて，糖尿病，腎性糖尿，腎不全，高血圧症，CAKUT などが疑われ診断に至ることがあります．精密検診では尿検査，血液検査，身長・体重・血圧の計測，問診を必ず行うと同時に，腎臓超音波検査などの画像検査も適宜行ってください．なお，すでに確定診断がついている場合はその病名を記入してください．

　上記の暫定診断に対してどのように経過観察すべきかは，Q9，10，11，12 を参照してください．

📖 文献

1）日本学校保健会：暫定診断，紹介基準，管理指導票．学校検尿のすべて　令和 2 年度改訂．日本学校保健会，2021：17-20.

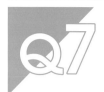

学校生活管理指導表は
どのようにつけますか？

学校検尿　幼稚園検尿　3歳児検尿

✓ POINT!

▶腎疾患患者への運動制限，食事制限はほとんど必要なく，学校生活管理指導表を記載する際には指導区分の目安を参考にする．

▶運動会などの学校行事への参加は，その取り組み方によって可能かどうかを検討し，部活動も学校差，個人差を考慮して可能かどうか検討する．

　学校検尿で3次精密検診（精密検診）を受診した場合には，「学校生活管理指導表」を医師が記載し，学校に提出することになっています．学校生活管理指導表は小学生用と中学・高校生用からなっています．幼稚園児は基本的に激しい運動を自らすることはないので，原則として運動制限は不要と考えられます．

　学校生活管理指導表（https://www.hokenkai.or.jp/kanri/kanri_kanri.html）では左に縦に運動種目を記載し，種目ごとの参加方法を運動強度別に横列に例をあげて示してあります．運動の種目によっては強度区分により参加方法が異なります．表の上にある「②指導区分」の中でも「C」は「軽い運動」欄に示してある各種目への参加が可能であることを示しています．同じように「D」は「軽い運動」と「中等度の運動」欄に示してある運動は参加できますが，「強い運動」欄に示した運動はできないことを示しており，「E」は学習指導要領（体育・保健体育）に取り上げられているすべての種目に参加可能であることを示しています．

▌共通した対応

　学校生活管理指導表の「②指導区分」のそれぞれの対象者を**表1**[1]に示します．後述の「**表3** 指導区分の目安」を参考に「A」から「E」の指導区分を決定し，運動部活動への参加の可否は別途考慮することとしています．指導区分「E」では主に運動部活動は可となりますが，有所見者の状態に応じて禁とすることもあり，その場合は内容について別に記載します．また後述するように指導区分「C」や「D」であっても運動部活動を可とする場合もあり，その場合も別に記載します．

　また，学校生活管理指導表における軽い・中等度・強い運動は**表2**[1]のように定義されています．同年齢の平均的児童・生徒にとって，それぞれの種目の各強度区分に相当する取り組み方が学校生活管理指導表に記載されています．

　運動会，体育祭，球技大会，新体力テストなどの学校行事への参加は，運動種目への取り組み方で可能かどうか判断します．遠足などへの参加は学校生活管理指導表の「②指導区分」の「B」では乗り物のみ可，「C・D」は条件付き可，「E」はすべて可としますが，あらかじめ主治医・保護者・有所見者で参加方法を相談するとよいでしょう．宿泊学習，修学旅行，林間学校，臨海学校などの参加は「B・C・D」は条件付き可，「E」はすべて可としますが，こちらも事前に参加方法を相談することがすすめられます．また，腎臓病においては食事療法が必要な場合があり，そのような場合には個別の対応を記載します．食事制限の詳細についてはQ36も参照してください．

表1 学校生活管理指導表の指導区分

A	疾患が活動性で自宅または入院治療が必要なもの
B	教室内の学習が可能なもの
C	学習と軽い運動に参加できるもの
D	過激な運動だけを制限する必要があるもの
E	普通の生活が可能なもの

（日本学校保健会：子供の腎臓病の管理．学校検尿のすべて令和2年度改訂．日本学校保健会，2021：60-68．より）

表2 運動強度の定義

1. 軽い運動	「同年齢の平均的児童生徒にとって」ほとんど息がずまない程度の運動
2. 中等度の運動	「同年齢の平均的児童生徒にとって」少し息がはずむが，息苦しくはない程度の運動　パートナーがいれば楽に会話ができる程度の運動
3. 強い運動	「同年齢の平均的児童生徒にとって」息がはずみ，息苦しさを感じるほどの運動

（日本学校保健会：子供の腎臓病の管理．学校検尿のすべて令和2年度改訂．日本学校保健会，2021：60-68．より）

表3 指導区分の目安

指導区分	慢性腎炎症候群	無症候性血尿または蛋白尿	急性腎炎症候群	ネフローゼ症候群	慢性腎臓病（腎機能が低下している，あるいは透析中）
A 在宅	在宅医療または入院治療が必要なもの		在宅医療または入院治療が必要なもの	在宅医療または入院治療が必要なもの	在宅医療または入院治療が必要なもの
B 教室内学習のみ	症状が安定していないもの*1	症状が安定していないもの	症状が安定していないもの	症状が安定していないもの	症状が安定していないもの
C 軽い運動のみ			発症後3か月以内でP/C比 0.5 g/gCr程度のもの		
D 軽い運動および中程度の運動のみ（激しい運動は見学）*2	P/C比 0.5 g/gCr以上のもの*3,4	P/C比 0.5 g/gCr以上のもの*3	発症後3か月以内でP/C比 0.5 g/gCr以上のもの*3,5	P/C比 0.5 g/gCr以上のもの*3	症状が安定していて，腎機能が2分の1以下*6か透析中のもの
E 普通生活	P/C比 0.4 g/gCr以下*7，あるいは血尿のみのもの	P/C比 0.4 g/gCr以下*7，あるいは血尿のみのもの	P/C比 0.4 g/gCr以下*7，あるいは血尿が残るもの，または尿所見が消失したもの	経口副腎皮質ステロイド薬（ステロイド）の投与による骨折などの心配のないもの*8，症状がないもの	症状が安定していて，腎機能が2分の1以上のもの

P/C比：尿蛋白/尿クレアチニン（Cr）比
上記はあくまでも目安であり，有所見者，保護者の意向を尊重した主治医の意見が優先される．
*1：症状が安定していないとは浮腫や高血圧などの症状が不安定な場合をさす．
*2：表に該当する疾患でもマラソン，競泳，選手を目指す運動部活動のみを禁じ，その他は可として指導区分Eの指示を出す医師も多い．
*3：P/C比を測定していない場合は尿蛋白2+以上とする．
*4：抗凝固薬（ワルファリンなど）を投与中のときは主治医の判断で頭部を強くぶつける運動や強い接触を伴う運動は禁止される．
*5：腎生検の結果で慢性腎炎症候群に準じる．
*6：腎機能が2分の1以下とは各年齢における正常血清Crの2倍以上をさす．
*7：P/C比を測定していない場合は尿蛋白1+以下とする．
*8：ステロイド薬の通常投与では骨折しやすい状態にはならないが，長期間あるいは頻回に服用した場合は起きうる．骨密度などで判断する．

（日本学校保健会：子供の腎臓病の管理．学校検尿のすべて　令和2年度改訂．日本学校保健会，2021：60-68．より一部改変）

個別の対応

　運動部活動の強い運動に含まれるものとして対抗試合などがありますが，練習の段階においては学校や個人で差が存在します．運動部活動への参加の仕方は運動種目によって一概に決めるのではなく，個人の身体的，精神的状態を考慮し，学校差，習熟度などを総合して決定します．指導区分

「C・D」に該当する場合でも，有所見者の状態や保護者の意向を考慮して主治医が指導区分「E」と分類し，マラソンや競泳などの運動も含めて運動部活動への参加を許可することもあります．

指導区分の目安

　日本学校保健会が作成した『学校検尿のすべて　令和2年度改訂』ではどのような指導を行うかの目安を表3[1]のように示しています．疾患とその病状に応じて適切な区分を選択して指導する必要があります．

文献

1) 日本学校保健会：子供の腎臓病の管理．学校検尿の
　　すべて　令和2年度改訂．日本学校保健会，2021：
　　60-68．

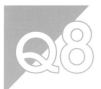

Q8 小児腎臓病専門施設, 小児腎臓病診療施設とは何ですか？

学校検尿　幼稚園検尿　3歳児検尿

✓ POINT!

▶小児腎臓病専門施設，小児腎臓病診療施設ともに公的に決められた施設ではなく，各地域で事情が異なり，一律には指定できないため，各地の事情にあわせて指定する．

▶小児腎臓病専門施設は，学校検尿でみつけるべき慢性腎炎の診断，治療ができる施設であり，基本的に腎生検が可能な施設である．また，先天性腎尿路異常（CAKUT）などの画像検査，診断ができる施設でもある．

▶小児腎臓病診療施設は，小児の腎泌尿器の超音波検査の実施が可能である施設であり，「超音波検査による紹介基準」を満たせば，小児腎臓病専門施設に紹介する．

▶各都道府県単位で学校検尿事業に関して委員会を設立し，市区町村と連携をとりながら，施設を決めることが望ましい．

　小児腎臓病専門施設，小児腎臓病診療施設ともに，公的に決められた施設ではありません．紹介施設につきましては，各地域で事情が異なりますので，一律に指定することはできないため，専門施設，診療施設のそれぞれが果たすべき役割を考慮に入れて，各都道府県単位で指定してください．

小児腎臓病専門施設とは

　学校検尿で有所見となった子どもたちを最終的に確定診断し，必要に応じて治療や管理を行う施設です，学校検尿でみつけるべき一番重要な疾患は慢性腎炎ですので，基本的に子どもの腎生検が可能な施設となります．

　学校検尿結果から有所見者の受診場所が指定されている地域（A 方式）では，通常 3 次精密検診（精密検診）の結果で小児腎臓病専門施設（図 1）に紹介するシステムとなっています．精密検診の受診場所を保護者が決める地域（B 方式）では，多くの有所見者は一般のかかりつけ医へ受診することになります（Q5 参照）．その中で，「紹介基準 1」（紹介基準 1 については Q9 を参照）を満たす有所見者が，小児腎臓病専門施設に受診することになります．地域によっては，小児腎臓病専門施設を公表しているところもあります．

　また，小児腎臓病専門施設は，「紹介基準 2」に当てはまり（紹介基準 2 については Q10 参照），小児腎臓病診療施設に受診後，さらに「超音波検査による紹介基準」に当てはまった有所見者（超音波検査による紹介基準については Q10 参照）の紹介先にもなります．この有所見者では，先天性腎尿路異常（CAKUT）など，先天性の疾患が多く含まれるため，小児泌尿器科，小児泌尿器系疾患を扱っている外科を小児腎臓病専門施設に指定してもよいです．

　なお，日本小児腎臓病学会では，学会員が所属し，小児の腎生検を行っている施設を日本小児腎臓病学会ホームページに掲載していますので，参考にしてください（http://www.jspn.jp/jigyou/iinkai/syoni_jinseiken.pdf）．

小児腎臓病診療施設とは

　フローチャートの「紹介基準 2」に当てはまる有所見者（紹介基準 2 については Q10 参照）の腎泌尿器の超音波検査が可能な施設となります．簡単に小児腎臓病専門施設に受診ができる地域ではそ

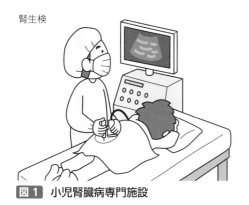
図1 小児腎臓病専門施設

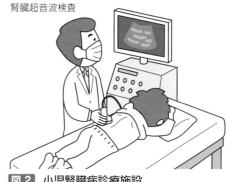
図2 小児腎臓病診療施設

のような施設を設定する必要はないのですが，CAKUT などが疑われ，専門の施設に受診するほどではないですが，超音波検査は必要と考えられる有所見者や保護者の負担を減らすことが目的です．そのため，検尿システムができあがっている地域でも，診療施設と同様の役割を担うシステムがない場合には，新たに診療施設を指定することをおすすめします．診療施設の選定にあたっては，地域の事情を考慮し，必ずしも小児腎臓専門医がいる施設である必要はありません，小児の腎泌尿器の超音波検査が正確に実施できれば，病院である必要もないと考えています，例えば，離島で小児腎臓病専門施設が遠方の場合，診療所の医師が子どもの腎泌尿器の超音波検査に習熟していれば，小児腎臓病診療施設としてかまいません（図2）．

日本小児腎臓病学会の考え

　小児腎臓の専門医は，学校検尿や幼稚園検尿，3 歳児検尿の有所見者をすべて診察できるほどたくさんいるわけではありません．また，腎生検や各種画像診断を行える腎臓病専門施設が市区町村ごとにあるわけでもありません．

　そのため日本小児腎臓病学会では，各地域に「都道府県代表小児 CKD 対策委員（代表委員）*」を認定し，子どもの CKD 対策などの仕事をお願いしています（Q17 参照）．現在，学校検尿事業は文部科学省の方針のもと，各市区町村単位で行う形となっています．2014 年に行われた学校検尿に関する全国調査では，都道府県の教育委員会が学校での健康管理を要する児童・生徒の総数把握について，中学校は 28.3%，高等学校は 45.7% しか把握していなかったと報告されています[1]．日本小児腎臓病学会では，学校検尿事業は各都道府県の代表委員，学校医，教育委員会に加え小児腎臓病の専門医を入れて，各都道府県単位で腎疾患対策委員会などを設立し，市区町村と連携し各学校で一定の方針で検尿や精密検査，専門医紹介などを行うことが望ましいと考えています（Q17 図 1 参照）．幼稚園検尿，3 歳児検尿も同様に，各都道府県代表委員に，母子保健担当者，医師会などに，小児腎臓専門医を加えて，検尿事業の方針を話し合い，各市区町村と連携して行くことが必要と考えています．

＊：日本小児腎臓病学会では，都道府県代表小児 CKD 対策委員をホームページ上に掲載しています．参考にしてください（http://www.jspn.jp/jigyou/iinkai/syoni_todofuken.pdf）．

📖 文献

1) 後藤芳充, 他：小児保健研 2016；75：609-615.

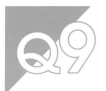

小児腎臓病専門施設への紹介基準は何ですか？

学校検尿	幼稚園検尿	3歳児検尿

✓ POINT!

▶小児腎臓病専門施設は公的に決められた施設があるわけではなく，各地域で事情が異なり，一律には指定できないため，各地域の事情にあわせて決める．

▶小児腎臓病専門施設への紹介基準は慢性腎炎などを想定した紹介基準1と先天性腎尿路異常（CAKUT）を想定した超音波検査による紹介基準の2つがある．

▶慢性腎炎などを想定した紹介基準1の場合，小児の腎生検が実施可能で，診断治療ができる施設である．

▶CAKUTを想定した超音波検査による紹介基準は画像検査，腎機能検査などにより確定診断ができる施設であり，地域によっては紹介基準1の小児腎臓病専門施設とは違うこともありうる．

　小児腎臓病専門施設は公的に決められた施設があるわけではありません．紹介施設は各地域で事情が異なり，専門施設を一律に指定することはできないため，各地域の事情にあわせて選定してください．

小児腎臓病専門施設への紹介基準（紹介基準1）

　以下の紹介基準を満たす場合は，小児腎臓病専門施設に紹介します．

■紹介基準1

1. 早朝第一尿の尿蛋白/尿クレアチニン比（g/gCr）［または蛋白定性］が

　　0.15〜0.4 g/gCr［定性1+に相当］の場合は6〜12か月程度持続

　　0.5〜0.9 g/gCr［定性2+に相当］の場合は3〜6か月程度持続

　　1.0〜1.9 g/gCr［定性3+に相当］の場合は1〜3か月程度持続

上記を満たさない場合でも下記2〜6の所見がある場合は早期に小児腎臓病専門施設へ紹介する．

2. 肉眼的血尿（遠心後肉眼的血尿も含む）
3. 低アルブミン血症（< 3.0 g/dL）
4. 低補体血症（C3 < 73 mg/dL）
5. 高血圧（Q31参照）
6. 腎機能障害（Q29参照）

　学校検尿の場合，検尿結果から有所見者の3次精密検診（精密検診）の場所が指定されている地域では（A方式），通常，精密検診の結果で小児腎臓病専門施設に紹介するシステムになっています．また，精密検診の受診を保護者が決める地域（B方式，日本全国で約8割がこの方式をとっている）では，医療機関の指定がないため，一般のかかりつけ医へ受診する人も多くいます（A方式，B方式についてはQ5参照）．その中で小児腎臓病専門施設への紹介基準1を満たす有所見者は，適切な施設に紹介する必要があります．学校検尿に関するマニュアルを独自に作成している地域の中で，静岡県や愛知県のように小児腎臓病専門施設を具体的にあげている地域もあります．各地域の事情にあわせて，適切な施設を選定してください．

　なお，日本小児腎臓病学会では，学会員が所属し，子どもの腎生検を実施している施設を日本小

児腎臓病学会ホームページに掲載していますので参考にしてください（http://www.jspn.jp/jigyou/iinkai/syoni_jinseiken.pdf）.

▌腎泌尿器の超音波検査による小児腎臓病専門施設への紹介基準

　小児腎臓病専門施設へ紹介する基準は前述の紹介基準 1 に加え，白血球尿や赤血球尿，尿 β_2 ミクログロブリン（β_2MG）/ 尿クレアチニン（Cr）比の基準に当てはまる場合（紹介基準 2），小児腎臓病診療施設で，超音波検査を受けます．その検査結果で，以下のような「超音波検査による紹介基準」に当てはまる場合は，小児腎臓病専門施設へ紹介することになります.

　■超音波検査による紹介基準（Q34 参照）

1. SFU（The Society for Fetal Urology）分類で 3 度以上の水腎症
2. どちらか一方の腎臓の長軸径が –2SD 以下，左右差 1 cm 以上
3. 腎実質輝度の上昇
4. 結石を疑わせる輝度の上昇と音響陰影
5. 腎臓・尿管の異常（1 側腎欠損，囊胞，腫瘍，上部尿管拡張など）
6. 中等度以上の尿充満時，膀胱壁肥厚や不整，膀胱後面の下部尿管拡張

　上記の紹介基準に当てはまる場合は，先天性腎尿路異常（CAKUT）を含む先天性腎疾患や，結石，腫瘍，膀胱機能異常などが考えられ，小児腎臓病専門施設では画像検査を行ったり，腎機能の評価などを行い，必要に応じて手術や，慢性腎臓病（CKD）の管理を行っていきます．したがって，地域によっては，紹介基準 1 に当てはまった場合の紹介先である小児腎臓病専門施設とは違う施設になり，小児泌尿器科や，子どもの腎尿路疾患を扱う外科がある施設などが適当な場合もあります．事前に，各地域で選定しておくとよいでしょう.

　なお，これらの検査で異常がなかった場合は，小児腎臓病診療施設などで定期的な経過観察をすることになりますが，その間に上記所見の悪化や，紹介基準 1 に当てはまった場合は，再度，小児腎臓病専門施設に紹介することになります.

小児腎臓病診療施設への紹介基準は何ですか？

✓ POINT!

学校検尿 ｜ 幼稚園検尿 ｜ 3歳児検尿

▶小児腎臓病診療施設は紹介基準2に当てはまる有所見者の腎泌尿器の超音波検査を行う施設である.

▶小児腎臓病診療施設は公的に決められた施設があるわけではなく，子どもの腎泌尿器の超音波検査が実施可能な施設を，各地域の事情にあわせて決める.

▶正確な子どもの腎泌尿器の超音波検査が実施可能であれば，必ずしも小児腎臓専門医が所属する施設である必要はない.

▶超音波検査による紹介基準に当てはまった場合は，小児腎臓病専門施設や小児泌尿器科や子どもの腎泌尿器を扱う外科に紹介をする.

　小児腎臓病診療施設は公的に決められた施設があるわけではありません. 紹介施設は各地で事情が異なるため，診療施設を一律に指定することはできないため，各地域の事情に合わせて判断してください. 小児腎臓病診療施設は子どもの腎泌尿器の超音波検査が実施可能な施設です(小児腎臓病診療施設の説明はQ8参照).

▌小児腎臓病診療施設への紹介基準(紹介基準2)

　下記の紹介基準に当てはまる有所見者は小児腎臓病診療施設へ紹介してください.
　■紹介基準2
1. 白血球尿50個/HPF以上が2回以上連続して陽性である.
2. 赤血球尿50個/HPF以上が2回以上連続して陽性である.
3. 尿 β_2 ミクログロブリン / 尿クレアチニン比(μg/mgCr)が基準値より高い.
　・3歳児：0.50 μg/mgCr 以上
　・幼稚園児：0.50 μg/mgCr 以上
　・小学生：0.35 μg/mgCr 以上
　・中学生以上：0.30 μg/mgCr 以上

　白血球尿については，尿路感染症(UTI)の診断が目的ではなく，基礎疾患として何らかの腎尿路異常がないかを精査することが目的です. 赤血球尿については，結石や腫瘍，または肉眼的血尿に気づかずに見逃されている可能性を考えて設定しています(強拡大の1視野は0.196 mm^{2}としています). 尿 β_2 ミクログロブリン(β_2MG) / 尿クレアチニン(Cr)比が高値を示すときには近位尿細管機能の異常であることが多く，先天性腎尿路異常(CAKUT)の可能性が高くなります(Q35参照).

▌小児腎臓病診療施設から小児腎臓病専門施設へ紹介する，超音波検査による紹介基準

　小児腎臓病診療施設で腎泌尿器の超音波検査を行った結果，下記の基準を満たした場合，小児腎臓病専門施設，または小児泌尿器科，子どもの泌尿器を扱う外科がある施設に紹介します(地域の事情にあわせてください). そこで，さらに画像検査や，腎機能の検査などを行って確定診断，必要時には治療を行っていくことになります.

■超音波検査による紹介基準（Q34 参照）

1. SFU（The Society for Fetal Urology）分類 3 度以上の水腎症
2. どちらか一方の腎臓の長軸径が−2SD 以下，左右差 1 cm 以上
3. 腎実質輝度の上昇
4. 結石を疑わせる輝度の上昇と音響陰影
5. 腎臓・尿管の異常（1 側腎欠損，囊胞，腫瘍，上部尿管拡張など）
6. 中等度以上の尿充満時，膀胱壁肥厚や不整，膀胱後面の下部尿管拡張

　上記の所見は CAKUT，結石，膀胱機能異常，囊胞性疾患，腫瘍などが想定されるものです（Q34参照）．小児腎臓病専門施設では，これらの所見のある子どもたちには，各種の画像検査，腎機能検査などを行い，確定診断をしていきます．

　水腎症は程度にかかわらず，悪化する頻度は 1 〜 5% と低いですが，SFU 分類 3 〜 4 度で悪化したり，再発した場合は，多くが有症状になるといわれています．悪化する時期は，最初に発見された時期から数か月から 5，6 年後と，非常に幅があり，いつまで経過観察すればよいかについては，まだ明確な基準はありません[1]．

　腎臓の大きさが小さい場合は，先天性の腎低形成を，腎実質輝度の上昇は，同様に腎臓の低形成や囊胞性疾患を想起します．膀胱はある程度の尿が溜まっている必要があるのですが，その状態で膀胱壁の肥厚や不整がある場合は，神経因性膀胱などが想起されます[2]．

　結石の場合，小円形に高輝度になり，その後方に音響陰影を認めることが特徴ですが，その部位をカラードプラで確認すると結石の後方がモザイク状に観測されます（twinkle artifact といいます）．

　紹介後，多くが小児腎臓病専門施設で定期的に経過観察をしていくことになりますが，問題ないと判断された場合は，小児腎臓病診療施設に戻ってくることがあるかと思います．紹介基準 2 に当てはまらなかった有所見者を含め，施設で経過観察をするか，かかりつけ医へ逆紹介をしてもかまいませんが，定期的な経過観察は必要と考えています．

　なお，経過観察中に紹介基準 1（フローチャート参照）を満たした場合，小児腎臓病専門施設へ紹介します．

📖 文献

1）Nguyen HT, et al.：J Pediatr Urol 2010；6：212-231.　　2）Sripathi V, et al.：Indian J Pediatr 2017；84：545-554.

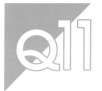

小児腎臓病専門施設受診の紹介基準に満たない場合，どのように定期受診すればよいですか？

学校検尿 ｜ 幼稚園検尿 ｜ 3歳児検尿

✓ POINT!

▶紹介基準1，2や超音波検査による診断基準を満たさない軽症の子どもであっても，経過で尿所見が悪化して紹介基準を満たすことがあるため，引き続き定期受診を指示する．

▶血尿のみの場合，発見後1年間は3か月ごとに検尿を行い，以降も血尿が続く限り1年に1～2回の検尿を行う．

▶蛋白尿の場合（血尿合併を含む），最初の3か月は1か月ごと，その後は2, 3か月程度ごとで検尿を行い，慢性腎炎などの進行性腎疾患を鑑別する．

▶白血球尿の場合は，紹介基準2を参考に紹介基準に当てはまる場合は，小児腎臓病診療施設に紹介する．

▌3つの診断基準と尿異常

3次精密検診（精密検診）では，血圧を含む身体所見や尿検査〔定性，沈渣，尿蛋白 / 尿クレアチニン（Cr）比，尿 β_2 ミクログロブリン（β_2MG）/ 尿 Cr 比〕，血液検査（アルブミン，Cr，補体 C3）などを行い，暫定診断を決定します．紹介基準には小児腎臓病専門施設に紹介する「紹介基準1」と「超音波による紹介基準」，そして小児腎臓病診療施設へ紹介する「紹介基準2」の3種類があります．それらを満たす場合は，それぞれの施設に紹介してください．診断基準を満たさない場合，血尿，蛋白尿，白血球尿については，かかりつけ医や小児腎臓病診療施設などで定期的な経過観察を行います．

▌血尿の場合

血尿のみの定期受診は，発見した1年間は3か月ごと，以降は血尿が続く限り年に1～2回検尿を行います．沈渣で変形赤血球や赤血球円柱を認める場合は，腎炎などの糸球体性疾患が疑われます．実際，血尿の約5％に慢性腎炎がありますが，血尿のみの場合は軽症が多く，直ちに腎生検が行われるわけではありません[1]．図1のように血尿の長期追跡調査では，1年目に22％，4年目で53％，13年目で84％が正常化します[2,3]．そのため暫定診断の無症候性血尿のまま，確定診断に至らない例がほとんどです．ただし蛋白尿血尿両者陽性と変化する場合が1年目で3.4％，3年目で4.9％あり[3]，より障害の強い慢性腎炎への進行が懸念されます．そのため経過中に紹介基準1を満たす場合は，腎生検が可能な小児腎臓病専門施設へ紹介してください．一方，均一赤血球の血尿は，尿路結石やナットクラッカー現象などの泌尿器疾患や，まれですが Wilms（ウィルムス）腫瘍などの腫瘍が考えられます[4]．そのため診断基準2を満たす場合には，小児腎臓病診療施設などで超音波検査を実施してください．当初，超音波検査で腎尿路異常が明らかでない場合も，その後の経過で尿所見の悪化や，腎尿路の所見が出現することがありますので，定期的な観察をしてください．

▌蛋白尿の場合（血尿合併を含む）

蛋白尿の定期受診は，最初の3か月は1か月ごと，その後は2, 3か月程度ごとに検尿を行います．蛋白尿のみの長期追跡調査では2年目には75％以上が正常化することから，一過性（機能性）蛋白

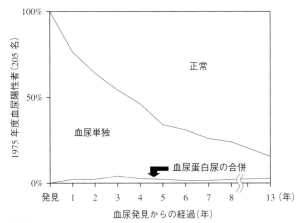

図1 学校検尿で発見された血尿の13年間の推移
学校検尿で発見された血尿は，1年目に22%，4年目で53%，13年目で84%が正常化する．血尿蛋白尿に移行するものが，1年後で3.4%，3年後で4.9%あり，これらは慢性腎炎などの発症が疑われる．
（松村千恵子，他：小児臨 2013；66：623-629. より改変）

尿が多く含まれていると推察されます[2]．しかし蛋白尿の0.9%には慢性腎炎やネフローゼ症候群，囊胞性腎疾患などがあり[5]，比較的軽い蛋白尿であっても尿蛋白/尿Cr比を用いて，慎重かつ継続的な観察が必要です．特に血尿蛋白尿両者陽性の場合は約60%に腎炎を認めるため[6]，紹介基準1を満たす場合は小児腎臓病専門施設へ紹介してください．また小児慢性腎臓病（CKD），特に先天性腎尿路異常（CAKUT）では，尿蛋白/尿Cr比や尿β_2MG/尿Cr比が上昇することから[7]，紹介基準2を満たす際には小児腎臓病診療施設などで超音波検査などを行います．

白血球尿の場合

精密検診で白血球尿（50個/HPF以上を連続して2回以上）を認める場合は，紹介基準2を満たすため，小児腎臓病診療施設などでの超音波検査をすすめます．これは尿路感染症（UTI）だけでなく，何らかの腎尿路異常がないか精密検査を行うためです．これまでの白血球尿スクリーニングでは，膀胱尿管逆流（VUR）や萎縮腎，後部尿道弁などの下部尿路異常や尿路結石などが発見されています[8,9]．当初の超音波検査で異常がなくても，白血球尿が持続する場合は，超音波検査の再検査や，小児腎臓病専門施設や小児泌尿器の手術ができる施設への紹介を検討してください．白血球尿の定期受診の方針は決まっていませんが，腎尿路異常を考慮すると，蛋白尿に準じた経過観察が望まれます．

文献

1) Hisano S, et al.：Pediatric Nephrology 1991；5：578-581.
2) 倉山英昭，他：千葉市学校検尿システムおよび10年間の成績．厚生省心身障害研究「小児慢性腎疾患の予防・管理・治療に関する研究」昭和60年度研究業績報告書．1986：177-181.
3) 松村千恵子，他：小児臨 2013；66：623-629.
4) 血尿診断ガイドライン編集委員会（編）：血尿診断ガイドライン2013. ライフサイエンス出版，2013：40.
5) Kajiwara N, et al. ：Clin Exp Nephrol 2020；24：450-457.
6) 村上睦美：小児保健研究 2009；68：413-419.
7) 濱田 陸，他：日腎会誌 2013；26：131.
8) 松村千恵子，他：日腎会誌 2018；31：113.
9) 津留 徳，他：小児診療 1995；58：261-266.

Q12 緊急受診が必要な基準は何ですか？

✓ POINT!

学校検尿 幼稚園検尿 3歳児検尿

▶緊急受診の目的は，高度の尿異常を呈している場合に早期診断・早期治療をして，腎炎や腎機能障害の重症化を防ぐことである．

▶腎炎やネフローゼ症候群など治療が必要な疾患の可能性を考えると，尿蛋白 3+ 以上や肉眼的血尿がみられる場合を緊急受診の対象とし，可能であれば 1 次検尿から緊急受診を判断することで早急な受診に結びつけることができる．

▶個人情報の観点から，検査機関より各学校，幼稚園を介して保護者に連絡をとる緊急受診のシステム構築が望ましい．

緊急受診（3 歳児検尿では要注意対応）とは

　幼稚園検尿や学校検尿で高度の尿異常が発見された場合，早急に保護者に通達し，速やかに医療機関を受診させることを緊急受診といいます．腎疾患の早期診断や早期治療につなげ，重症化を防ぐことを目的とします[1]．通常，学校検尿の A 方式では 3 次精密検診（精密検診）の判定の後，また B 方式では 2 次検尿の後，結果が家庭へ通知され，尿異常のある子どもは集団検診や医療機関の精密検診を受けることになります．いずれの方法とも検尿から医療機関受診までに，数週間から数か月を要します．高度の尿異常の場合には，判定を待つ間に早期診断や治療が必要な場合があります．対象疾患は，急性糸球体腎炎や IgA 腎症などの急性腎炎症候群，急速進行性糸球体腎炎（RPGN），ネフローゼ症候群など様々ですが，浮腫や高血圧などの症状がある場合や腎機能障害が進む場合には，早期の治療が望まれます．なお 3 歳児検尿では緊急受診に準じた尿異常を要注意対応と規定し，早期受診を推奨しています．

　緊急受診を導入する地域は増えており，九州地区の市郡医師会を対象に行ったアンケート調査では，2001 年は 29.7%，2011 年 57.7%，そして 2020 年現在は 69.4% の医師会が導入していました[2]．しかし全国にはまだ導入されていない地域もあり，広い普及が望まれます．2013 ～ 2015 年の静岡県学校検尿では蛋白尿 4+ の緊急受診が 71 名あり，腎炎やネフローゼ症候群と診断された 9 名は全例入院加療をされていました[3]．このように緊急受診は早期治療につながっています．ただし緊急受診したにもかかわらず，正常と判断される例も一部ありますので，対象者の不安に配慮した丁寧な説明を行ってください．

緊急受診の基準

　1 次・2 次検尿の結果，尿蛋白が 3+ 以上あるいは肉眼的血尿がみられる場合は，緊急受診の対象とします[1]．尿異常の発見から医療機関受診までの時間のロスをなくすために，可能であれば 1 次検尿での有所見者から対象とし，検査機関が有所見者を判別することが望ましいです．また女子の肉眼的血尿は，月経の影響を除外する必要があります．個人情報の観点から，検査機関から直接保護者に連絡を行うよりも，園長もしくは学校長を介して連絡することがすすめられます．各地のマニュアルでは，地域の検尿システムや関連する医療体制，経験された症例の蓄積などから，表1 のように基準には多少の相違がみられています．本書は早急な対応が必要と考えられる腎炎やネ

表1 地域における緊急受診基準

	マニュアル名	作成機関	緊急受診の基準
1	学校検尿指針 令和2年3月改訂版	静岡県医師会学校保健対策委員会 学校腎臓検診結果検討小委員会	①蛋白尿　4+
2	九州学校腎臓病検診マニュアル第4版 —検診担当者のために—	九州学校検診協議会腎臓専門委員会	①蛋白尿　4+以上 ②肉眼的血尿 ③蛋白尿・血尿ともに3+以上 ④1次,2次連続で蛋白尿・血尿がともに2+以上
3	学校検尿マニュアル 平成30年3月改訂版	滋賀県教育委員会	①蛋白尿　3+以上 ②肉眼的血尿
4	学校検尿マニュアル　第3版	出雲医師会学校医部会	①蛋白尿　3+ ②血尿　3+
5	岡山県検尿マニュアル	岡山県医師会	①蛋白尿　3+以上 ②蛋白尿・血尿ともに3+以上
6	学校検尿二次検診マニュアル(27年度版)	群馬県医師会	①蛋白尿　4+以上 ②肉眼的血尿 ③蛋白尿・血尿ともに3+以上
7	茨城県学校検尿緊急受診システム	茨城県医師会	①尿蛋白　4+以上 ②肉眼的血尿 ③蛋白尿・血尿ともに3+以上
8	愛知県腎臓病検診マニュアル	愛知腎臓財団, 愛知県医師会	①尿蛋白　4+以上 ②肉眼的血尿 ③蛋白尿・血尿どちらかが3+以上

次のホームページや文献で公開されているマニュアルを引用した.
1. 一般社団法人静岡県医師会（http://www.shizuoka.med.or.jp/wp-content/themes/smd/cmn/pdf/ishi/shishinHP.pdf）
2. 公益財団法人福岡県メディカルセンター（https://www.fmc.fukuoka.med.or.jp/fmc/pdf/Qblo.kidney/manual/manual4_20191028.pdf）
3. 滋賀県教育委員会（https://www.pref.shiga.lg.jp/edu/school/hokentaiiku/anzenkyusyoku/hoken/309476.html）
4. 一般社団法人出雲市医師会（https://www.izumo-med.or.jp/wp-content/uploads/7de25a949660ff288e56366c529c14a4.pdf）
5. 岡山県教育委員会（https://www.pref.okayama.jp/site/16/471060.html）
6. 群馬県医師会（https://www.gunma.med.or.jp/PDF/School_Kennyo_Niji-kenshin_201501.pdf）
7. 茨城県医師会報 2017；758：57-62.
8. 公益社団法人愛知県医師会（http://www.aichi.med.or.jp/webcms/wp-content/uploads/2018/02/23123017-aichikenjinzoubyou-manual.pdf）

フローゼ症候群などを想定した,尿蛋白3+以上あるいは肉眼的血尿を,緊急受診の基準と推奨しています.

緊急受診の流れ

緊急受診における医療機関への受診までの流れは以下になります[1].

①1次もしくは2次検尿の結果,上記の受診基準を満たすと判明した時点で,迅速に検査実施機関から各学校・園（または都道府県・市区町村教育委員会）に直接通知を行います.

②学校や園は至急各家庭に連絡をとり,速やかに医療機関への受診をすすめます.その際,緊急受診用紙（**図1**）などを使用します.すでに医療機関で管理されている場合は,かかりつけ医と受診の要否について相談してもらいます.

③なるべく早く,かかりつけ医または専門医を受診し,精密検査・診断を受け,必要な場合は治療が行われます.

④受診勧奨から数日をめどに学校・園は保護者と連絡をとり,緊急受診が済んだことを確認するようにします.また医療機関から,3次精密検診結果報告用紙などを受け,検尿システムに沿った学校での健康管理に反映させてください.

氏名　_____

保護者様

　学校検尿の結果、お子様の尿に高度の異常が認められました。緊
急を要する病気の可能性がありますので、至急（できるだけ2日以内
に）医療機関を受診してください。受診後、下の受診証明書を医療
機関に記入してもらい、学校に提出してください。

〈検尿の結果〉

実施日	令和　　年　　月　　日			
血尿	1 +	2 +	3 +	肉眼的血尿
蛋白	1 +	2 +	3 +	4 +
その他				

学校名　_____

- -

受診証明書

診断名（暫定診断名）：

今後の方針：

1. 処置不要　2. 要観察（　か月後）　3. 要精査　4. 要治療

5. 治療中　　6. 他院紹介（　　　　　　　　　　病院）

※お手数ですが、管理指導表への記載もお願いします。

令和　　年　　月　　日

医療機関　_____

図1　緊急受診用紙の1例
（日本学校保健会：緊急受診. 学校検尿のすべて　令和2年度
改訂. 日本学校保健会，2021：13-14. より）

📖 **文献**

1）日本学校保健会：緊急受診. 学校検尿のすべて　令
和2年度改訂. 日本学校保健会，2021：13-14.

2）宮田純一，他：腎と透析 2021；91：170-173.

3）和田尚弘：日小児腎臓病会誌 2017；30（Suppl.）：131.

Chapter 2 検診の意義

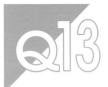 慢性腎臓病とは何ですか？

✓ **POINT!**

▶慢性腎臓病(CKD)の定義は，尿異常，画像診断，血液，病理で腎障害の存在が明らか(特に蛋白尿の存在が重要)か，糸球体濾過量(GFR) < 60 mL/min/1.73 m²(2 歳未満は GFR < 50%)のいずれか，または両方が 3 か月以上持続する状態である．小児の推算糸球体濾過量(eGFR)などを用いて，病期ステージ1 ～ 5 に分けられる．

▶子どもでは，上記の CKD 定義を満たさなくても，2 歳以上は正常の腎機能の 75% 以下もしくは GFR < 90 mL/min/1.73 m² の場合，2 歳未満は正常の腎機能の 75% 以下の場合に CKD に準じた管理がなされる．

▶小児 CKD の管理は，CKD の進行を遅らせることと，合併症を防止することが目的である．CKD を早期に発見することで原疾患や合併症の医療介入が可能となり，また患児や家族に対して将来の腎代替療法を含めたサポートができる時間が得られる意義がある．

小児慢性腎臓病(CKD)について

CKD の定義は，① 尿異常，画像診断，血液，病理で腎障害の存在が明らか〔特に尿蛋白 / クレアチニン(Cr)比 0.15 g/gCr 以上の蛋白尿の存在が重要〕，②糸球体濾過量(GFR) < 60 mL/min/1.73 m² のいずれか，または両方が 3 か月以上持続する状態です(**表 1**)[1,2]．このように腎障害(例えば蛋白尿)か腎機能低下があり慢性に経過する腎臓病すべてを，その原因にかかわらず総称するものとして，2002 年に提唱されました．同年 K/DOQI(Kidney Disease Outcomes Quality Initiative)から CKD の重症度分類(**表 1**)と診療ガイドラインが示されました．わが国でも 2006 年に日本慢性腎臓病対策協議会とともに，日本小児腎臓病学会に小児 CKD 対策委員会が発足し，日本人小児の腎機能評価の標準化が進められてきました．その結果，日本人小児の推算糸球体濾過量(eGFR)は，『エビデンスに基づく CKD 診療ガイドライン 2018』や『小児の「腎機能障害の診断」と「腎機能評価」の手引き』に反映され，詳細な評価が可能となりました(Q29，Q30 参照)．子どもでも成人と同様の定義が踏襲されていますが，原疾患は先天性腎尿路異常(CAKUT)が多いなど，成人との違いがあります[2]．成人同様に末期腎不全への進行や心血管疾患(CVD)，骨ミネラル代謝異常の合併が問題ですが，それらが子どもの成長過程や予後に影響することが重要です．正常小児の体表面積あたりの GFR は，出生時から 2 歳前後で成人と同程度になり，また成長する体格や筋肉量の変化，性別の違いがあるため，小児 eGFR 計算式に加味されています．CKD 定義を満たさなくても，2 歳以上は正常の腎機能の 75% 以下もしくは GFR < 90 mL/min/1.73 m² の場合，2 歳未満は正常の腎機能の 75% 以下の場合は，CKD に準じた管理が推奨されます[1]．しかし正確には生後 18 か月から 16 歳の GFR 基準値の正常範囲下限は 50 パーセンタイルの 75% 値で 84.8 mL/min/1.73 m²，2.5 パーセンタイル値で 83.5 mL/min/1.73 m² であり[3]，GFR が 83.5 ～ 90 mL/min/1.73 m² の場合，腎機能は正常と考えるべきです(Q30 参照)．また，2012 年から成人では蛋白尿(アルブミン尿)を加えた CGA 分類が使用されていますが，子どもの蛋白尿の腎疾患進行への影響について十分な検討がないことから，わが国では小児 CKD に CGA 分類は採用されていません．

表1 CKD の定義と小児 CKD のステージ分類

慢性腎臓病（CKD）の定義
①尿異常，画像診断，血液，病理で腎障害の存在が明らか．特に尿蛋白／クレアチニン比 0.15 g/gCr 以上の蛋白尿（30 mg/gCr 以上のアルブミン尿）の存在が重要
②糸球体濾過量（GFR）< 60 mL/min/1.73 m²
①，②のいずれか，または両方が 3 か月以上持続する

小児 CKD のステージ分類（2 歳以上）		
病期ステージ	重症度の説明	進行度による分類 GFR（mL/min/1.73 m²）
1	腎障害は存在するが GFR は正常または亢進	≧ 90
2	腎障害が存在し，GFR 軽度低下	60 〜 89
3	GFR 中等度低下	30 〜 59
4	GFR 高度低下	15 〜 29
5	末期腎不全	< 15

注）腎障害とは，蛋白尿をはじめとする尿異常や画像検査での腎形態異常，病理の異常所見などを意味する．
（日本小児科学会，他：小児慢性腎臓病（小児 CKD）小児の「腎機能障害の診断」と「腎機能評価」の手引き．診断と治療社，2019．／日本腎臓学会（編）：エビデンスに基づく CKD 診療ガイドライン 2018．東京医学社，2018．より）

小児 CKD を早期発見する意義

　CKD 対策の考え方は疾患特異的な概念ではなく，慢性に経過する腎臓病をいかに早期に発見して特異的な疾患の診断・治療への足掛かりとするか，また，網羅的な管理・治療方法を検討して，不必要な介入を避け，必要な介入を行い，いかに有意義な人生を送ってもらうか，という視点に立った概念です．学校検尿，幼稚園検尿，3 歳児検尿によって腎疾患が発見された際には，腎疾患の治療とともに，小児 CKD の進行を遅らせ，合併症を防止すること，後に腎機能障害が進行する場合には，将来の腎代替療法を含め，患児や家族をサポートすることが重要になります[4]．

　小児 CKD ステージ 3 〜 5 の特徴は，原因疾患が成人のような糖尿病や腎硬化症ではなく，62.9% が CAKUT であり，また CKD 合併症が成長過程の体や精神に生じることです．そのため検尿からの早期発見は，腎病理や泌尿器科的評価などによる確定診断や，その結果として治療や管理が可能となり，また発見時に腎機能障害が進行している場合には，CKD 合併症の管理や治療につながります[4]．

　小児 CKD の全国調査（生後 3 か月〜 15 歳）では，2010 年の時点で CKD ステージ 3 以上（GFR < 60 mL/ 分 /1.73 m²）の子どもは 447 人で，そこから推定される有病率は 10 万人中 2.98 人の頻度でした[5]．そのうち 52 人が 1.49 年で末期腎不全に進行して腎代替療法を導入されていましたが，これらは CKD ステージ 4 の患者の 27%，CKD ステージ 5 の患者の 56% で，より腎機能の悪い人が腎代替療法を導入する率が多いようです[6]．そのため腎機能保護や合併症予防を講じるためには，できるだけ早く発見して進行を抑えることが望まれます．CKD 合併症に対しては，栄養や運動の管理をはじめ，高血圧や心肥大などの CVD，腎性貧血，電解質異常，代謝性アシドーシス，骨ミネラル代謝異常などの管理や治療が，必要にあわせてなされます．一方で原疾患に特異的ではない管理・治療を行うことも重要です．腎機能障害を進行させる重要な 2 つの要因として，高血圧と蛋白尿が考えられています．成人 CKD ではレニン−アンギオテンシン系阻害薬の腎保護効果が証明されています．子どもでは大規模な研究はまだありませんが，同様の腎保護効果が期待され使用され

ています[7].

　またCKDのある子どもでは，患児や家族の疾患の受け入れの困難さや，就学や学校生活，就職などに対する社会的不適応，様々な精神的問題が生じることが知られています．その後の腎代替療法の選択，成人診療科への移行を含めた将来像の共有など，患児や家族のサポートに，多くの時間を使用できることにも早期発見の意義があります．

文献

1) 日本小児科学会，他：小児慢性腎臓病（小児CKD）小児の「腎機能障害の診断」と「腎機能評価」の手引き．診断と治療社，2019.
2) 日本腎臓学会（編）：エビデンスに基づくCKD診療ガイドライン2018. 東京医学社，2018.
3) Uemura O, et al.：Clin Exp Nephrol 2015；19：683-687.
4) 日本腎臓学会（編）：CKD診療ガイド2012. 東京医学社，2012.〔https://jsn.or.jp/guideline/pdf/CKDguide2012.pdf〕〈閲覧日2021.5.13〉
5) Ishikura K, et al.：Nephrol Dial Transplant 2013；28：2345-2355.
6) Ishikura K, et al.：Nephrol Dial Transplant 2014；29：878-884.
7) Chan EY, et al.：Pediatr Nephrol 2021；36：1751-1764.

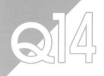

Chapter 2　検診の意義

Q14 学校検尿は何のために行い，どのような疾患がみつかっていますか？　また，その成果は何ですか？

学校検尿　　幼稚園検尿　　3歳児検尿

✓ POINT!

▶学校検尿の目的は，腎疾患を早期発見して，早期治療につなげることである．

▶学校検尿では，血尿と蛋白尿の両者が認められる慢性腎炎の早期発見が最も重要である．

▶学校検尿でみつかる最も多い慢性腎炎は IgA 腎症で，小児領域では治療法が確立している．

▶海外と比較した場合，子ども・成人ともに慢性腎炎で末期腎不全となる患者が少ないことは，学校検尿による早期発見，早期治療が寄与していると考えられる．

▶先天性腎尿路異常（CAKUT）など，血尿・蛋白尿の検査では，みつかりにくい疾患もある．

▌学校検尿の目的

　学校検尿の最大の目的は，腎疾患の早期発見，確定診断，早期治療であり，将来的に腎臓の働きが低下しないようにすることです．腎疾患のほとんどは，初期には症状がありません．しかし，症状がなくても腎疾患の多くは，病初期から検尿異常が出現します．その時点で，将来腎機能が悪くなるような疾患をみつけ，対処をします．

　学校検尿が開始された 1970 年ごろは，1 年間に 50 日以上欠席する長期欠席者の最大の原因が腎疾患でした．そのため 1973 年に学校保健法（現・学校保健安全法）施行令・施行規制の一部が改正され，尿検査が学校の健康診断項目に追加されました[1]．

▌学校検尿でみつかる検尿異常の頻度とその疾患

　2014 年に行われた学校検尿の全国調査では，1+ 以上を基準とした場合，潜血単独と尿蛋白単独の順に小学校が 0.15%，0.06%，中学校が 0.22%，0.21%，高等学校が 0.23%，0.24% でした．潜血と蛋白尿の合併は小学校が 0.07%，中学校が 0.08%，高等学校が 0.10% でした[2]．

　3 次精密検診（精密検診）後，最終診断に至った千葉市の報告では，対象者 9,544 名中，IgA 腎症 204 名，non IgA 慢性腎炎 54 名，膜性増殖性糸球体腎炎（MPGN）22 名，膜性腎症 15 名と慢性腎炎が診断されています[3]．

※潜血単独と蛋白単独の場合は，検尿陽性率は一定数以上の児童・生徒がいる学校の中央値で示したが，潜血と蛋白の合併の場合は，陽性率が低いため，この手法を用いず，全学校をあわせた平均値で示している．

▌学校検尿における慢性腎炎の発見と治療効果

　治療が必要となる代表的な疾患が，血尿と蛋白尿を合併する慢性腎炎です．Murakami らは血尿と蛋白尿を合併し，腎生検の適応基準を満たした患者の 85% が慢性腎炎で，IgA 腎症は 62% であったと報告しています[4]．Kamei らはわが国では IgA 腎症は無症候の血尿・蛋白尿で 80% が発見されていること，治療において多剤併用療法と抗血小板・抗凝固薬との長期治療成績を比較し，2 年間の早期治療で 10 年後の予後をみた場合，前者は 3% が末期腎不全になったのみであったが，多剤併用療法を行わなかった後者群ではその後の治療の種類にかかわらず 15% が末期腎不全になっ

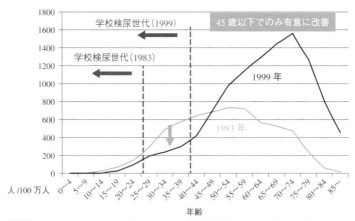

原疾患：糸球体腎炎

図1 **わが国にわける糸球体腎炎患者の透析導入の年齢別頻度の変化**
〔Yamagata K，et al.：Am J Kidney Dis 2004；43：433-443．より一部改変〕

たと報告しており，早期発見，早期治療の有用性は明らかになっています[5]．このように子どもの領域において IgA 腎症は治療方法が確立した疾患であるといえます．

　その結果，小児慢性腎不全患児の慢性腎炎の占める割合は，1968 〜 1990 年に全体の 49.5% であったのが，1998 〜 2005 年は 13.9%，2009 〜 2011 年には 3.9% と着実に減ってきています[6,7]．

腎不全患者からみた学校検尿の有用性

　Yamagata らは，年代別，疾患別に腎代替療法を導入する人数について，日本と米国を比較しています[8]．図 1 は糸球体腎炎による末期腎不全のため，透析を導入する人数を年代別に比較したものですが，1983 年では 25 歳を超えるところ，1999 年では 40 歳を超えるところで，導入人数が急速に増えていることがわかります．学校検尿事業は 1974 年からはじまりましたので，学校検尿を経験している人は 1983 年では 25 歳以下，1999 年では 40 歳以下となり，まさしく腎代替療法導入人数に影響を与えていることがわかります．このような変化は米国ではみられておりません．また，1983 年と 1999 年の 25 歳と 45 歳の間の腎代替療法導入人数の違い（⬇の部分）も，学校検尿を経験しているかどうかによる違いだと思われます[7]．

　このようなことから，学校検尿の有効性がわかります．

尿異常が認められても腎疾患ではない場合

　潜血単独の場合，女子は月経血が混入して陽性になる可能性があります．月経血が混入しないように工夫が必要になります（Q20 参照）．蛋白単独の場合，単に尿比重が高い濃縮尿だけで正常範囲の蛋白尿であっても，尿試験紙では陽性と出ることがあります．そのため尿蛋白濃度を尿クレアチニン（Cr）値で割って，補正をします（詳細は Q33 参照）．また，早朝第一尿（安静時尿）ではない場合，体位性（起立性）蛋白尿である場合があります（Q28 参照）．しっかりとした問診や鑑別診断が必要となります．

尿異常が認められなくても，腎疾患である可能性

　上記とは逆で，尿比重が低い希釈尿の場合は，実際に軽度の血尿・蛋白尿が出ている場合でも，尿試験紙では，陰性と判定されます．早朝第一尿ではなく，水分や食事摂取後の尿を提出した場合

などで起こります．また，尿を濃くする働き（尿濃縮能）が悪い場合が多い，先天性腎尿路異常（CAKUT）も，見逃してしまうことがあり，注意が必要です．そのようなことを避けるため，精密検診では，尿蛋白／尿 Cr 比や尿 β_2 ミクログロブリン（β_2MG）／尿 Cr 比の測定が重要です．

文献

1）村上睦美：小児保健研 2009；68：413-419.
2）柳原　剛，他：小児保健研 2017；76：93-99.
3）松村千恵子，他：小児臨 2013；66：623-629.
4）Murakami M, et al.：Kidney Int 2005；67（Suppl. 94）：S23-27.
5）Kamei K, et al.：Clin J Am Soc Nephrol 2011；6：1301-1307.
6）服部新三郎：小児診療 2008；71：281-285.
7）服部元史，他：日小児腎臓会誌 2013；26：330-340.
8）Yamagata K, et al.：Am J Kidney Dis 2004；43：433-443.

Chapter 2

検診の意義

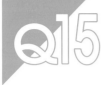

幼稚園・3歳児検尿は何のために行っていますか？ また，どのような疾患がみつかりますか？

✓ **POINT!**

▶3歳児検尿の最大の目的は，先天性腎尿路異常（CAKUT）の早期発見である．

▶幼稚園検尿は，3歳児検尿と学校検尿の移行期にあたり，腎炎の発症が増えてくると予想されるが，具体的なデータは非常に少ない．

▶CAKUTは，これまでの3歳児検尿ではその多くが発見を見落とされてきた．

▶現行の幼稚園・3歳児検尿での検尿異常の多くは，無症候性血尿である．

幼稚園・3歳児検尿の対象疾患

　集団検尿の目的は，末期腎不全に進行する恐れのある疾患の早期発見と，その疾患への早期介入により，腎機能悪化阻止および合併症予防，QOLの改善を行うことにあります．小児における新規腎代替療法（透析・移植）導入患者の約2/3は先天性腎尿路異常（CAKUT）であり，慢性糸球体腎炎の発症年齢が学校検尿年齢であることもあわせ，3歳児検尿の主目的は将来的に腎機能障害をきたすようなCAKUTの発見にあります．しかし，従来の基準に従った尿試験紙による3歳児検尿では，残念ながらCAKUTの多くが発見されず見落とされており，新しいスクリーニング基準や方法の確立が模索されています（Q16参照）．一方幼稚園検尿は，3歳児検尿と学校検尿の移行期にあたり，CAKUTの発見が重要であることに変わりありませんが，年長になるにつれて腎炎の発症が増えてくることが予想され，腎炎が検尿の対象疾患と加わります．

　なお保育園ですが，一般に学校に準じた検尿は行われていません．もし検尿を行う場合には，その子どもの年齢に応じ，3歳児検尿や幼稚園検尿の項目を参考にして行ってください．

幼稚園・3歳児検尿での検尿異常

　現行の3歳児検尿では，学校検尿に準じて多くの地域で尿蛋白のみではなく潜血検査も実施されており，学校検尿と同様に，潜血・尿蛋白，尿蛋白単独，潜血単独の異常がみつかります．また，一部地域では尿白血球や沈渣なども調べられています．学校検尿以上に陽性基準や実施方法が地域により様々で，それにより陽性率も異なりますが，全国調査では，尿蛋白4.21%，潜血3.34%で，さらに尿白血球が3.82%でした[1]（多くの自治体で検尿を1回しか行っていないため，1回目の検尿での陽性率を示します）．陽性基準を+/−として1次・2次検尿および3次精密検診（精密検診）までのデータがそろった論文からのまとめでは，中央値で血尿8.16%，蛋白尿1.20%，尿糖0.05%，白血球尿1.01%でした．静岡県全体における，潜血，尿蛋白の程度別陽性率を**表1**[2]に示します．

　一方，幼稚園検尿の陽性率については，まとまったデータがほとんどないのが現状ですが，北九州市の幼稚園検尿で，陽性基準を+/−として1次検尿陽性率は，潜血1.3%，尿蛋白3.9%との報告があります[3]．

現行の幼稚園・3歳児検尿で発見される疾患

　学校検尿と比較して，3歳児・幼稚園検尿で発見される有所見者のその後のフォローや確定診断

表1 静岡県における血尿・蛋白尿の程度別陽性率（平成23年度）

	血尿						蛋白尿					
	−	+/−	+	2+	3+	計	−	+/−	+	2+	3+	計
総数	15,292	982	303	106	10	16,577	14,914	1,570	203	6	0	16,687
%	92.3	5.9	1.8	0.64	0.06	100.0	89.4	9.4	1.2	0.04	0	100.0

（本田雅敬：効率的・効果的な乳幼児腎疾患 スクリーニングに関する研究［H24-特別・指定-016］．平成24年度厚生労働科学特別研究．総括・分担研究報告書［研究代表者：本田雅敬］〔https://mhlw-grants.niph.go.jp/project/20814〕〈閲覧日 2022.1.8〉より）

表2 3歳児腎臓病検診精密検査有所見者の暫定診断と確定診断（千葉市2,347名）

暫定診断	人数（%）	確定診断
血尿	2,154名（91.7%）	Alport症候群 5 IgA腎症 1 微小変化 6 菲薄基底膜病 1 糸球体嚢胞症 1 膀胱尿管逆流 5
血尿・蛋白尿	21名（0.9%）	膜性腎症 3 IgA腎症 2 巣状分節性糸球体硬化症 1 膜性増殖性腎炎 1 Alport症候群 1 両側低形成腎 1
蛋白尿	17名（0.7%）	巣状分節性糸球体硬化症 1 微小変化 1
ネフローゼ症候群	8名（0.3%）	ネフローゼ症候群 5 巣状分節性糸球体硬化症 3
尿路感染症疑い	111名（4.7%）	膀胱尿管逆流 11
急性腎炎疑い	8名（0.3%）	
尿糖	8名（0.3%）	

（松村千恵子，他：日小児腎臓病会誌 2013；26：194-203. より一部改変）

にまで至るデータは，全国的にほとんどありません．

　検尿異常の中で頻度の高い血尿単独では，ほとんどが無症候性血尿です．無症候性血尿の大多数は良性家族性血尿と考えられていますが，腎生検などで確定診断されているわけではありません．千葉市の報告で確定診断名が示されているのは，血尿単独2,154名中わずか19名（0.9%）です（**表2**）[4]．

　3歳児検尿でも様々な慢性腎炎が発見され，学校検尿と同様に，その多くに潜血・尿蛋白陽性例がみられます（**表2**）[4]．しかし頻度は非常に低く，千葉市のまとめでは精密検診対象者2,347名中6名（0.25%）で，3歳児検尿受診者（154,456名）の0.004%です．その他，確定診断では，潜血陽性例からAlport（アルポート）症候群，尿蛋白陽性例からネフローゼ症候群，巣状分節性糸球体硬化症（FSGS）などがみつかっています．

　CAKUTは，尿蛋白，潜血に尿白血球，亜硝酸塩，尿糖を加えた尿スクリーニングを行った千葉市のまとめで，膀胱尿管逆流（VUR）16名（精密検診受診者の0.68%），両側低形成腎1名が発見されています（**表2**）[4]．また，1次検尿陽性者11,346名を対象に超音波検査を実施すると，92名（0.81%）で様々なCAKUTが発見されています（Q34参照）．

今後，検尿方式や事後措置の統一された 3 歳児検尿の結果から検討したデータの集計（特に CAKUT の発見）が望まれます（Q16 参照）．

文献

1）柳原　剛，他：日小児会誌 2012；116：97-102.
2）本田雅敬：効率的・効果的な乳幼児腎疾患 スクリーニングに関する研究［H24- 特別・指定 -016］．平成 24 年度　厚生労働科学特別研究．総括・分担研究報告書［研究代表者：本田雅敬］〔https://mhlw-grants.niph. go.jp/project/20814〕〈閲覧日 2022.1.8〉
3）伊藤雄平，他：小児臨 1989；42：830-834.
4）松村千恵子，他：日小児腎臓病会誌 2013；26：194-203.

3歳児検尿システムの現状と展望はどうなっていますか？

学校検尿　幼稚園検尿　3歳児検尿

✓ POINT!

▶現在行われている3歳児検尿は，検尿項目・方式も自治体ごとに様々で，有所見者への事後措置も統一されていない．

▶腎機能障害をきたす先天性腎尿路異常（CAKUT）が3歳児検尿より後に発見される割合は，20〜30%以上にのぼる．

▶現体制での3歳児検尿の成果は芳しくなく，検尿項目・方式，事後措置の統一，有所見者への腎臓超音波検査の実施推奨などが行われていく予定である．

現在の3歳児検尿の実際

3歳児検尿は，1961年の児童福祉法の一部改正に伴い，3歳児健康診査（3歳児健診）の実施について厚生省から通知がなされた際，尿中の蛋白検査がモデルとして提示されていたことからはじまりました．その後，1965年の母子保健法の制定に際して3歳児健診も同法に移行し，現在に至っております．なお，この法令では検査の参考として尿蛋白があげられています．1988年に山下らにより行われた全国調査では，検尿方法が全国で様々であり，19通り存在したことなど問題点が報告されています．2007年の柳原らの全国調査[1]でも，検尿項目や方式が統一されていない，有所見者に対する二次スクリーニング（血液検査や超音波検査など精密検診に準ずる検査）が多くの自治体で行われていない，といった問題が引き続き明らかになっています．

1. 検尿項目方式のばらつき

検尿の実施項目（初回の実施施設割合）は，尿蛋白：99.9%，潜血：80.3%，尿糖：88.9%，尿白血球：14.7%，尿亜硝酸塩：2.8%，沈渣：0.4%，その他：9.9%，となっています．尿蛋白はほぼすべての自治体で調べられているようですが，潜血に関しては約80%の自治体となっています．

検尿回数は，1回：71.5%，2回：26.1%，3回：1.8%，となっています．偽陽性率が高く，効率の悪いとされる1回のみのスクリーニングを行っている自治体が約70%を占めています．

採尿方法も，早朝第一尿（安静時尿）：50.0%，随時尿：37.8%，早朝第一尿もしくは随時尿：4.6%，とばらついています．これに関しては，3歳児では排尿習慣が必ずしも確立していないため，早朝第一尿採取が困難なことが原因となっている可能性があります．

2. 二次スクリーニング（精密検診）の状況

柳原らの全国調査[1]で，一次スクリーニング（尿試験紙によるスクリーニング）有所見者に対して二次スクリーニングを行っていると回答した自治体は，69.8%（992自治体）です．しかし，二次スクリーニングの内容としては，「単に任意の医療機関を受診するように推奨する」が64.5%を占め，75%の自治体では実質的な二次スクリーニングが行われていないことが明らかとなっています．

このように，1988年に山下らにより報告されてから約30年が経過した今日でも，3歳児検尿の方式の統一化は行われていません．また，事後措置もシステムとして確立していません．そのため，有所見者の最終診断を追跡・把握することも困難であり，正確な意味での3歳児検尿システムの成果を評価することは困難です．

これらの現状から，柳原らの全国調査と同時に行われた日本小児腎臓病学会評議員に対するアンケート調査では，「現行のままでは3歳児検尿の意義はあまりない」とする意見が多く，厚生労働省班研究などを通して，システム作りを検討してきました．

先天性腎尿路異常（CAKUT）の発見契機と3歳児検尿

前述のように，検尿項目・方式や事後措置の統一が現行の3歳児検尿では存在しません．その中で，3歳児検尿の主対象疾患であるCAKUTはどのように発見されているか，単施設および全国疫学調査の結果を紹介します．

1．単施設の調査 [2]

東京都立清瀬小児病院（現・東京都立小児総合医療センター）で1971～2000年に20歳未満で腎代替療法（透析，腎移植）を新規に導入された，CAKUTの代表疾患である低・異形成腎の発見年齢・発見契機の調査では，発見時年齢0歳：45.3%，2～5歳：23.0%，6～10歳：23.0%，11～16歳：8.6%と，6歳以上での発見が31.6%あります．また，発見契機についても，新生児期の異常：22.3%，学校検尿：20.1%に対し，3歳児検尿での発見はわずか7.2%となっています．

2．全国疫学調査研究 [3]

2010年4月時点でのCKD全国疫学調査（CKDステージ3以上かつ透析導入前，生後3か月以上16歳未満）の結果では，CAKUTの発見契機として，胎児超音波検査/新生児期の超音波検査：31.7%，学校検尿：9.7%に対し，3歳児検尿：3.2%となっています．また，CAKUT患児278名中，3歳以降に発見されたCAKUT患児は73名で，そのうち3歳児検尿での発見はわずか9名（12%）であり，3歳児検尿以降の発見が23%（64名/278名）を占めています．

以上のように，現状の3歳児検尿は潜血，尿蛋白のみで，CAKUTを発見するためには力不足といえます．そのため，超音波検査を行ったり，尿中のβ_2ミクログロブリン（β_2MG）を測定したりする方法 [4] が検討されています．

今後の3歳児検尿の展望

以上のように，検尿項目や方式，事後措置の統一が図られていない現状では，生まれつき存在するCAKUTが，3歳児検尿も素通りして後に発見される割合が20～30%以上存在します．

この現状を打開するために，平成24年度厚生労働科学研特別研究事業「効率的・効果的な乳幼児腎疾患スクリーニングに関する研究」，平成25～26年度厚生労働科学特別研究事業「乳幼児の疾患疫学を踏まえたスクリーニング及び健康診査の効果的実施に関する研究」で，必須項目としての「一次スクリーニングで　蛋白尿+/-を2回」，「二次スクリーニングで血清クレアチニン（Cr），尿蛋白/尿Cr比，尿β_2MG/尿Cr比，血圧測定」，「二次スクリーニング陽性者への腎臓超音波検査」を軸とした，現状で可能な3歳児検尿システムの統一が模索されてきました．

一方，尿試験紙を用いた尿β_2MG/尿Cr比や尿アルブミン/尿Crによるスクリーニングが，特異度はそれほどではないものの感度は高くCAKUTを検出できるというデータも集められてきています（Q35参照）．現状では，実際の検尿の場で実施することができていませんが，引き続き検討していく必要があります．

文献

1）柳原　剛，他：日小児会誌 2012；116：97-102.
2）佐々木尚美，他：日小児会誌 2007；111：1045-1051.
3）Ishikura K, et al. ：Nephrol Dial Transplant　2013；28：
2345-2355.
4）Morohashi T, et al. ：Pediatr Int　2021；Nov 30. doi：10.1111/ped.15077.

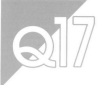

都道府県代表小児 CKD 対策委員とは何ですか？

学校検尿 | 幼稚園検尿 | 3歳児検尿

✓ POINT！

▶日本小児腎臓病学会は都道府県代表小児 CKD 対策委員（代表委員）を各都道府県に 1〜2 名依頼し，小児 CKD 対策の仕事を依頼している．

▶代表委員は，小児 CKD 対策委員会主導で行われた仕事で周知が必要とされた事項について，各都道府県に周知・啓発することと，各地域の検尿事業に小児腎臓病の専門家としてかかわることを目的としている．

▶代表委員は日本小児腎臓病学会のホームページに掲載されている．
http://www.jspn.jp/jigyou/iinkai/syoni_todofuken.pdf

都道府県代表小児 CKD 対策委員（代表委員）

　代表委員は日本小児腎臓病学会の中の小児 CKD 対策委員会に所属しています．各都道府県に 1〜2 名，日本小児腎臓病学会から慢性腎臓病（CKD）対策の仕事を任命されており，日本小児腎臓病学会のホームページに公開されています（http://www.jspn.jp/jigyou/iinkai/syoni_todofuken.pdf）．小児 CKD 対策委員会では，日本の小児腎機能の基準値などを作り，『小児の「腎機能障害の診断」と「腎機能評価」の手引き』[1]にまとめたり，CKD の腎生存率に関する全国調査を行ったり，様々な小児 CKD に関する仕事を行っています（http://www.jspn.jp/jigyou/iinkai/syoni.html）．それらの仕事を，全国に周知，啓発をする役割を担っているのが，代表委員です．

検尿事業へのかかわり

　もう 1 つの大切な仕事が，検尿事業に小児腎臓病の専門医としてかかわることです．各市区町村では，学校検尿，3 歳児検尿に，教育委員会，学校医，養護教諭，保健師，医師会などが協力して協議会などのシステムが構築されているところがほとんどです．しかし，その中に，小児腎臓病の専門医が含まれていない地域も少なからずあることも事実です．

　日本小児腎臓病学会では，学校検尿事業および幼稚園・3 歳児検尿事業は各都道府県単位で代表委員や小児腎臓専門医，学校医，教育委員会，または母子保健担当者などで腎臓病対策委員会などを設立し，市区町村と連携する形が望ましいと考えています．代表委員は全国の検尿事業や，小児腎臓病についての知識や情報を持っているため，利用していただくことをおすすめします（**図 1**）．

　2021 年には，代表委員が各担当地域の小児腎生検実施施設についての実態調査を行いました．その成果として，日本小児腎臓病学会会員が所属する施設の名前が，日本小児腎臓病学会のホームページに掲載されることになりました（http://www.jspn.jp/jigyou/iinkai/syoni_jinseiken.pdf）．

文献

1) 日本小児科学会，他：小児慢性腎臓病（小児 CKD）小児の「腎機能障害の診断」と「腎機能評価」の手引き．診断と治療社，2019．

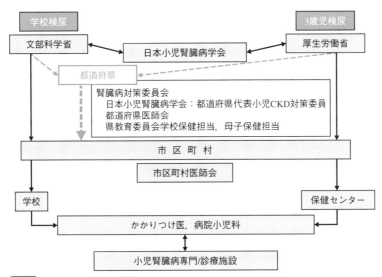

図1 検尿システムの構築

Chapter 3 検尿方法

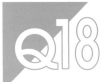

採尿する場合，注意することは何ですか？

✓ POINT!

▶検査前は大量のビタミンC（アスコルビン酸）摂取を控える．

▶検査前日は夜間に及ぶ激しい運動は控える．

▶検査前日は必ず寝る直前に完全に排尿して，検査当日の朝は，起きた直後の尿を採る．

※ビタミンC以外は，幼稚園と3歳児は参考にしてください．

▌検尿前は大量のビタミンC（アスコルビン酸）摂取を控える

　日常生活の中の些細なことが尿試験紙に影響して，検尿の結果がみせかけの異常（偽陽性）やみせかけの正常（偽陰性）になることがあります．ビタミンCは偽陰性の代表的なものであり，検査前日の夜はビタミンCを多く含むジュースや果物，ビタミンCを含む薬やサプリメントは控える必要があります．特に，高力価のビタミンC剤は検尿前日朝から控えるよう伝えましょう（ビタミンC以外で偽陽性や偽陰性の原因になるものはQ22参照）．

▌正しく早朝第一尿（安静時尿）を採る

　学校検尿で重要視するのは，慢性腎炎発見の手掛かりとなる蛋白尿と血尿です．特に蛋白尿は重要ですが，小・中・高校の学校検尿でみられる蛋白尿の中で多いのは，健康な人にもみられる体位性（起立性）蛋白尿です[1]（Q28参照）．体位性蛋白尿は，立っている姿勢の間にだけ作られる，健康な児童・生徒の10%程度にみられる蛋白尿で，横になって安静にしているときにはみられません．一方，慢性腎炎などの持続性蛋白尿では寝て安静にしていてもみられる特徴があるので，寝て安静にしている間の尿，すなわち起床直後に採った早朝第一尿に蛋白尿がみられるか否かで，体位性蛋白尿と区別することができます．

　早朝第一尿を採る際の注意点は，①検査前日は必ず寝る直前に完全に排尿して寝ること，②検査当日の朝は起きた直後の中間尿を採ること（尿を採るまでは，不必要に歩き回らないこと），の2点です（図1，2）[2]．

▌検査前日は夜間に及ぶ激しい運動は控える

　夜間に及ぶ激しい運動をすると，一過性（機能性）蛋白尿が出現して翌朝の検尿に影響が出る場合があります[2]．したがって，検査前日は夜間に及ぶ部活動などの激しい運動は控えるように伝えてください．

▌尿路感染症（UTI）かどうかを見極めるための中間尿採取法

　月経周期のある女子は尿に白血球が混入し，UTI（膀胱炎など）と区別がつきにくいことがあります．より正確な検尿を行うために，小学校高学年以上では中間尿を採ることが必要です[3,4]（図2）．

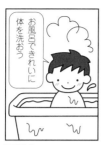 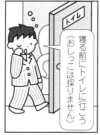 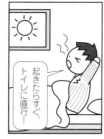 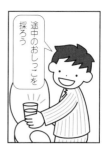

図1 早朝第一尿の採り方

①検尿前夜は，入浴して排尿部周囲をよく洗う．
②検尿前夜は，寝る直前に必ず排尿する（尿はトイレに流す）．
③検尿当日は，起床したらすぐ中間尿を採る．

（九州学校検診協議会腎臓専門委員会（編）：九州学校腎臓病検診マニュアル（第4版）．2014：1-30．をもとに作成）

出始めの尿	中間尿	出終わりの尿

尿コップに入れない
（トイレに流す）

尿コップに入れる

尿コップに入れない
（トイレに流す）

図2 中間尿の採り方

中間尿は，出始めの尿ではなく，途中の尿を採る．量は尿コップ半分以下で十分．

文献

1）Watson A：Lancet 1951；1：1196-1197.
2）九州学校検診協議会腎臓専門委員会（編）：九州学校腎臓病検診マニュアル（第4版）．2014：1-30.
3）森本美恵：Med Technol 2003；31：1003-1008.
4）近藤綾子：検と技 2009；37：440-444.

学校検尿で当日尿を忘れた場合，
どのように対応しますか？

学校検尿 幼稚園検尿 3歳児検尿

✓ POINT!

▶児童・生徒や学校，検査機関などの日程に支障がなければ，検尿を延期して別の日に早朝第一尿（安静時尿）を提出してもらう．

▶検尿の延期に支障がある場合，そのまま登校後の尿を提出させる．

▶検尿の延期に支障がある場合，次善策として着席安静尿を提出させる地域もある．

▶女子の場合，延期する検尿が月経と重ならないように配慮する．

▶定時制高校は，早朝第一尿にこだわらず登校後の尿を提出させることも考慮する．

検尿延期が可能な場合，早朝第一尿（安静時尿）を提出

健康な児童・生徒の 10% 程度に，体位性（起立性）蛋白尿（Q28 参照）がみられます．そのような児童・生徒が，当日の早朝第一尿（Q18 図 1 参照）を忘れたために登校後の尿を提出すると，起床から学校に到着するまでに生じた体位性蛋白尿を提出することになり，尿蛋白が陽性になる可能性が高くなります．したがって，児童・生徒や学校，検査機関の日程に支障がなければ，日を変えて採取した早朝第一尿を提出させてください．

検尿延期が不可能な場合

1. 登校後の尿を提出

検尿を延期することに支障がある場合は，そのまま登校後の尿を採取して提出させてください．この尿で異常があれば，その後の 2 次検尿や 3 次精密検診（精密検診）に判定を委ねることになります．

2. 着席安静尿を提出

検尿を延期することに支障がある場合，次善の策として，着席安静尿を採取して（図 1）[1]，提出させる地域もあります．この方法で体位性蛋白尿が減少することが期待されますが，その効果について明白な確証はありません．

女子の場合，月経に配慮する

女子の場合は，月経中に検尿すると潜血が偽陽性になる可能性が高いので，延期する検尿が再度月経に重ならないように配慮し，プライバシーにも留意してください（Q20 参照）．

定時制高校の場合，早朝第一尿にこだわらず新鮮な登校後尿を提出

定時制高校の場合，早朝第一尿を採取してから検査までの時間が長く，尿検体を冷所でなく常温下に放置していると，尿検体に混入していた細菌が増殖し，細菌によってはアンモニアを発生して，尿検体のアルカリ化が進みます．尿検体がアルカリ性尿（pH8 以上）になると，尿試験紙法では尿蛋白が存在しなくても偽陽性になってしまいます．したがって，早朝第一尿を検尿に提出しても速やかな検査が望めない場合は，早朝第一尿にこだわらずに新鮮な登校後の尿を提出させてください．

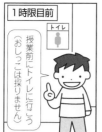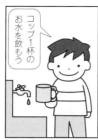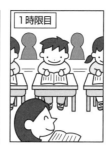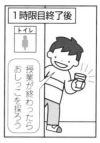

図1 着席安静尿の採り方
① 1 時限目の授業前にトイレで尿をすませて（尿はトイレに流す），コップ 1 杯の水を飲み，そのまま自分の席に着席する（トイレから着席までの間は，不必要に歩き回らない）．
② 1 時限目の授業を着席して受ける．
③ 1 時限目の後の休み時間に尿（着席安静尿）を採って提出する．
（九州学校検診協議会腎臓専門委員会（編）：九州学校腎臓病検診マニュアル（第 4 版）．2014：1-30．をもとに作成）

異常があった場合は，2 次検尿や精密検診に判定を委ねることになります．

📖 **文献**

1）九州学校検診協議会腎臓専門委員会（編）：九州学校腎臓病検診マニュアル（第 4 版）．2014：1-30．

📖 **参考文献**

・Shenoy M, et al.：Clinical Evaluation. In：Avner E, et al.（eds）, Pediatric Nephrology seventh edition, USA, Springer, 2016：595-612.
・伊藤機一，他：日臨 2009；67（増刊 8）：55-92.
・稲葉　進，他：日臨 1997；別冊：672-674.

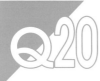 月経と重なる場合，どのように対応しますか？

✓ POINT!

▶可能であれば採尿を延期する．10 日〜2 週間の延期が望ましい．

▶延期が困難な場合には，中間尿を採取して提出させ，所見があった場合には 2 次検尿，3 次精密検診（精密検診）に判定を委ねる．その場合には，月経中の検尿であったことが判定医に伝わるようにしておく．

▶児童・生徒のプライバシーには十分に配慮を行う．

月経の尿検査への影響

月経中に尿検査を行うと，経血の混入によって尿潜血の偽陽性が高率に起こるため，注意が必要です．

月経周期が女性の尿検査に及ぼす影響を検討した成人の研究では，月経期には高率に経血の混入が起こりますが，月経期以外では経血の混入を認めないことが示されています（図 1）．また，月経中の中間尿では，血尿の陽性率は下がるものの，必ずしも経血の混入を防げるわけではないことが指摘されています[1]．

そのため月経中は，尿検査を避けることが望ましく，検査を延期できない場合には中間尿で採尿を行うのが妥当と考えられます．月経中の中間尿で，所見があった場合には，2 次検尿，3 次精密検診（精密検診）に判定を委ね，その際には，プライバシーに注意した上で，月経中の検尿であったことが判定医に伝わるようにしておくとよいでしょう．

延期する場合の間隔

月経のために尿検査を延期する場合，1 か月後に延期すると月経日に重なってしまう可能性が高いため，2 週間程度の延期が理想的です．

伊藤ら[2]は，東京都における学校検尿の報告で，1 次検尿が月経と重なった際には 1 週間以内に尿検査を再検し，2 次検尿は約 10 日後に実施する方法で学校検尿を行った結果を報告しています．この報告では，1 次検尿は男子に比べて高率に血尿がみられますが，2 次検尿では血尿はなくなっており（図 2），10 日程度の間隔をあければ適切な尿検査が可能と考えられます．

したがって，月経と重なった場合の検尿の延期は，成人では月経期を外しさえすればよいですが，児童・生徒では月経周期が不安定なことを考慮して，10 日〜2 週間程度の間隔をあけるのが妥当でしょう．また，尿検査を延期して個別に提出させる場合は，生徒のプライバシーには十分に注意が必要です．

📖 文献

1）森本美恵：Med Technol 2003；31：1003-1008.

2）伊藤機一，他：日臨 2009；67（増刊 8）：55-92.

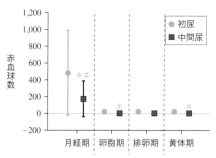

図1 月経周期と尿中赤血球数（フローサイトメトリー法）

＊：p＜0.05 初尿と中間尿との個数の比較．
＃：月経周期の有意な影響および，他の周期より有意に高値．

（森本美恵：Med Technol 2003；31：1003-1008．より改変）

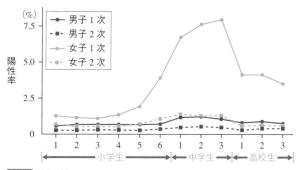

図2 学校検尿における尿潜血の陽性率

（伊藤機一，他：日臨 2009；67（増刊 8）：55-92．より改変）

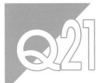

オムツの場合，どのように尿を採りますか？

学校検尿　幼稚園検尿　**3歳児検尿**

✓ POINT!

▶オムツをした状態で尿を採る場合は，尿がオムツに吸収されないようにラップなどを敷き，ガーゼやコットンなどに吸収させる．

▶小児用採尿バッグを貼り付けて採尿する方法もある．

▶必ずしも早朝第一尿（安静時尿）に限定する必要はなく，保護者が尿を採取しやすい時間に採ってよい．

オムツで採る

1. 方法

ガーゼやコットンなど水分を吸収する物に尿を吸収させて，それを提出する容器に絞って入れます．オムツに尿を吸収されないよう，ラップなど水分を通さない物をオムツにおき，なるべく尿が出る部位（尿道口）に合わせてガーゼなどをあてて，オムツをつけます（**図1**）．

2. 注意点

便が混じると，検査で偽陽性となる可能性があります．そのため，便が出た場合は尿検体としては使用できません．また，便でなくても陰部が汚れていると検査結果が不正確となる可能性があるため，可能な限り陰部を清潔にして採尿してください．前日や当日の入浴の際には陰部をしっかり洗い，消毒綿（おしりふきなどでも可）で拭いてからオムツをあてることが理想的です．

採尿バッグで採る

1. 方法

地域によっては，小児用採尿バッグ（**図2**）が配布される場合があります．貼り付ける前に陰部と周囲の貼りつける部位をきれいに拭いて，採尿バッグがはがれないよう少し乾燥させてから貼り付けます．男児では陰茎をバッグの中に入れ，女児ではしっかり股を開いて，特に肛門と腟の間をしっかりと貼り付けます（**図3**）．尿が貯まった後，こぼさないようにゆっくりと取り外し，提出する採尿容器に入れます．

2. 注意点

女児の場合，どうしても尿が漏れることが多いため，特に肛門と腟の間をしっかり貼り付けることが必要です．また，男児・女児とも3歳にもなると尿量も多くなり，採尿バッグでは容量が小さすぎることがあります．寝る前に貼って朝までおくと尿があふれてしまうこともあるため，寝る前に貼る場合には，夜間に尿が出ているかを確認し，尿が出ていたらその時点で取り外すなど，工夫する必要があります．なお，漏れてしまっても少量の尿がバッグの中に残っていれば，検査は可能です．

子どもによっては，採尿バッグのテープを貼り付けた箇所が赤くなることがありますが，ほとんどは自然に消失します．しかし，テープ類に非常にかぶれやすい子どもは**図1**のようにオムツで採尿をする方法もあります．

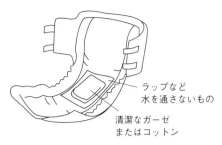

図1 オムツでの尿の採り方
就寝前にオムツを図のようにセットして採尿し，
ガーゼまたはコットンを容器に絞って採尿する．

ラップなど
水を通さないもの

清潔なガーゼ
またはコットン

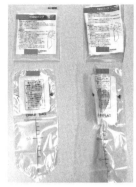

図2 小児用採尿バッグ
一般的に男児用（左），女児用（右）がある（容量は約 100 mL）．
女児用は貼りやすいように少し折れている．

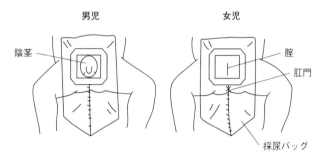

男児　　　　　　　　　女児

陰茎　　　　　　　　　　　　　腟
　　　　　　　　　　　　　　　肛門

採尿バッグ

図3 採尿バッグの貼り方
男児は貼り付ける前に少しだけバッグを膨らませ，陰茎を採尿バッグの内
にしっかり入れて貼り付ける．女児は貼り付ける前に少しだけバッグを膨
らませ，しっかり股を開き，腟の部分に穴を合わせて貼り付ける（特に腟
と肛門の間の部分をしっかり貼り付ける）．

便器で排尿を待つ

　トイレトレーニングの要領で，幼児用便器などに座らせて根気よく待ちます．この際も，尿検査
結果が不正確にならないよう，座らせる前に幼児用便器はきれいに洗浄する必要があります．

　ただ，3 歳のはじめに検尿を行う場合は排尿が自立していない子どもが多く，採尿が困難です．
3 歳半になると排尿が自立してくることが多くなります．3 歳児検尿を 3 歳で行う自治体と 3 歳半
で行う自治体がありますが，今後，時期の変更を検討されている場合，3 歳半の方が望ましいと考
えます．

Chapter 4 検尿異常

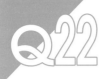 検査偽陽性，偽陰性の原因と防止法は
何ですか？

✓ POINT!

▶月経時の尿検査では，潜血が偽陽性となることが多く検査の延期が望ましい．

▶ビタミンC（アスコルビン酸）を含む食べ物は，潜血が偽陰性となることがあるため，尿検査の前日には摂取を控える．

▶随時尿による尿検査では体位性（起立性）蛋白尿のために蛋白尿が陽性になることがある．

▶尿の濃縮・希釈の程度により尿蛋白は，濃縮尿では偽陽性，希釈尿では偽陰性になることがある．

▶尿蛋白の定量的な評価には，尿蛋白／尿クレアチニン（Cr）比が有用である．

　尿試験紙法では，様々な要因によって潜血・尿蛋白の偽陽性・偽陰性が起こります．2014年の学校検尿の全国調査では，地域によって検尿異常の頻度にばらつきが多い結果となっており[1]，偽陽性や生理的なものを異常として捉えている可能性があります．スクリーニング結果が正しく判定されないと，本来発見されるべき疾患の見逃しや，本来管理される必要のない子どもに不必要な負担を強いる可能性があるため，注意が必要です．潜血・尿蛋白の偽陽性・偽陰性となる原因を表1[2~5]に示し，頻度の高いものについて以下に解説します．

潜血の偽陽性・偽陰性

1. 月経による影響

　月経時には，経血の混入による潜血の偽陽性が高率に起こります（Q20参照）．

　検尿が延期できる場合には，10日〜2週間の延期が望まれます．検尿が延期できない場合には，中間尿で検体を提出し，判定医に月経中の検尿であったことがわかるようにしておく必要があります．

2. ビタミンC（アスコルビン酸）による影響

　ビタミンCは，多くの食品に含まれており，清涼飲料水や，食品添加物，サプリメント，治療薬としても広く用いられています．ビタミンCは還元作用が強く，尿試験紙の中の酸化反応によって発色する潜血はその作用が弱められ，偽陰性になることがあります．尿検査の前日にはビタミンCを含む食べ物や薬は控えるように指導します．

蛋白尿の偽陽性・偽陰性

1. 体位性（起立性）蛋白尿・一過性（機能性）蛋白尿

　尿検査前日に眠前の排尿を忘れたり，起床後時間が経ってから採尿したりすると，体位性蛋白尿によって尿蛋白が陽性となることがあります．また，激しい運動を行うと，一過性（機能性）蛋白尿により尿蛋白が陽性となることがあります．尿検査の前日には激しい運動は控え，眠前排尿を忘れないようにしましょう．検査の当日は起床後速やかに採尿するようにしてください．

2. 尿の濃縮・希釈による影響

　尿試験紙法による尿検査では，尿蛋白は尿の濃縮・希釈による影響を受けます．濃縮・希釈の程度によって，濃縮された尿では偽陽性，希釈された尿では偽陰性となることがあります．先天性腎

表1 尿試験紙法における潜血・尿蛋白の偽陽性・偽陰性の原因

	偽陽性	偽陰性
潜血	・月経血の混入 ・ミオグロビン尿 ・ヘモグロビン尿 ・細菌尿・白血球尿（ペルオキシダーゼの作用による） ・精液の混入（ジアミンオキシダーゼの作用による） ・酸化剤の混入（過酸化水素水，次亜塩素酸塩，サラシ粉，ヨード化合物など） ・古い尿，アルカリ性尿，低比重尿（溶血による）	・ビタミンCなど強力な還元剤の含有尿 ・SH基をもつ薬剤の内服（カプトプリル，ブシラミンなど） ・試験紙の劣化 ・高比重尿・高度蛋白尿 ・放置尿 ・尿沈渣鏡検時の類似成分との誤認（真菌，ビスケット状シュウ酸カルシウム結晶，脂肪球，レシチン顆粒など）
蛋白	・体位性（起立性）蛋白尿 ・一過性（機能性）蛋白尿 ・濃縮尿 ・アルカリ性尿（pH8以上） ・高度の血尿，膿尿，細菌尿 ・判定までに時間をかけすぎた場合 ・薬剤含有尿（硫酸キニーネ，ベリチーム，クロルヘキシジン，ベンザルコニン，第4級アンモニウム化合物など）	・希釈尿 ・酸性尿（pH3以下）

（木村鉄平，他：内科 2020；125：502．／野崎　司，他：臨検 2013；57（増刊 11）：1198-1199．／伊藤機一，他：日臨 2009；67（増刊 8）：55-92．／ Shenoy M, et al.：Clinical Evaluation. In：Avner E, et al.（eds），Pediatric Nephrology seventh edition, USA, Springer, 2016：595-612. より改変）

尿路異常（CAKUT）など，腎障害がある場合，濃縮力低下による希釈尿のために尿蛋白が偽陰性となり，疾患を見落とす危険性があります．このような尿の濃縮・希釈による尿蛋白の偽陽性・偽陰性の対策としては，尿蛋白の定量的評価が有用であり，精密検査では尿蛋白/尿クレアチニン（Cr）比を用いた評価が推奨されます．

白血球尿の偽陽性

　女児や月経のある女子の場合，陰部の汚染に伴う白血球の紛れ込みが多くなります．中間尿を採る以外に，採尿直前に陰部を清拭すると，偽陽性を減らすことができます．

文献

1）柳原　剛，他：小児保健研究 2017；76：93-99．
2）木村鉄平，他：内科 2020；125：502．
3）野崎　司，他：臨検 2013；57（増刊 11）：1198-1199．
4）伊藤機一，他：日臨 2009；67（増刊 8）：55-92．

5）Shenoy M, et al.：Clinical Evaluation. In：Avner E, et al.（eds），Pediatric Nephrology seventh edition, USA, Springer, 2016：595-612．

Chapter 4

検尿異常

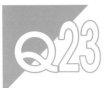

見落としやすい重い疾患は何ですか？

学校検尿 ｜ 幼稚園検尿 ｜ ３歳児検尿

✓ POINT!

▶急速進行性糸球体腎炎(RPGN)や先天性腎尿路異常(CAKUT)，ネフロン癆などは病初期には症状が軽微で見落としやすいことがある．

▶腎機能障害の存在や，腎機能障害に随伴する高血圧や成長障害などの諸症状にも注意する．

▶血清クレアチニン(Cr)値や血圧，体格(身長，体重等)などの年齢別正常値を知っておく．

▶慢性腎炎についても早期発見を行い適切な管理，治療を行う．

▶検尿が全身疾患や腫瘍，排尿異常などの発見契機となりうることにも留意しておく．

　急速進行性糸球体腎炎(RPGN)や先天性腎尿路異常(CAKUT)，ネフロン癆に代表される尿細管性疾患などは，症状が軽微なことがあり，見落としやすい疾患といえます．適切に診断に結びつけるためには，軽微な腎機能低下や，高血圧や成長障害などの諸症状にも注意が必要です．また，血圧(Q31 参照)や血清クレアチニン(Cr)値(Q29 参照)の年齢別正常値，成長や，画像の正常所見(超音波検査については Q34 参照)についても知っておく必要があります．その他，尿検査は，全身疾患(免疫・代謝・内分泌)や腫瘍，感染症，排尿異常などの発見契機となることにも留意しておく必要があります．

急速進行性糸球体腎炎(RPGN)

　RPGN は，「急性あるいは潜在性に発症する肉眼的血尿，蛋白尿，貧血，急速に進行する腎不全症候群」と定義され，糸球体に急速かつ激烈な炎症が生じ，数週から数か月間で腎不全に至る重篤な糸球体腎炎症候群です．近年健診などによる無症候性の尿異常を契機に発見される症例が増加しており，治療の遅れが腎予後の悪化につながるため，見逃しに注意する必要があります．**表 1**[1]に診断指針を示します．3 次精密検診(精密検診)時に，軽微な腎機能障害や，全身症状(貧血，全身倦怠感，体重減少など)の有無にも注意を要します．

先天性腎尿路異常(CAKUT)

　CAKUT は，低形成腎，異形成腎，腎無形成，後部尿道弁や様々な下部尿路障害による閉塞性尿路疾患などを含む概念で，小児慢性腎臓病(CKD)，末期腎不全の最多の原因です．3 歳児検尿では，CAKUT を検出することが最大の目標です．希釈尿を呈している場合も多いため，濃度の影響を受けやすい尿試験紙法では，尿蛋白が偽陰性となることもあります．そのため，尿蛋白 / 尿 Cr 比を用いた尿蛋白の定量的評価や，尿 β_2 ミクログロブリン(β_2MG) / 尿 Cr 比値の他，尿路感染の既往，成長障害，排尿異常などの病歴聴取や，画像評価も必要です．

ネフロン癆

　腎髄質に囊胞形成を認める進行性の囊胞性腎疾患の代表であり，尿細管機能障害をきたすことで多飲・多尿や電解質異常などの症状を呈し，最終的には末期腎不全に至る疾患です．病気の初期には尿細管性蛋白尿を認めるのみであり，病気が進行してからでないと蛋白尿が出現しないことも多

| 表1 | RPGN 早期発見のための診断指針 |

1. 尿所見異常（主として血尿や蛋白尿，円柱尿）
2. eGFR ＜ 60 mL/ 分 /1.73 m²
3. CRP 高値や赤沈促進

上記 1.～ 3. を認める場合，「RPGN の疑い」として，腎専門病院への受診をすすめる．ただし，腎臓超音波検査が実施可能な施設では，腎皮質の萎縮がないことを確認する．なお，急性感染症の合併，慢性腎炎に伴う緩徐な腎機能障害が疑われる場合には，1 ～ 2 週間以内に血清 Cr を再検し，推算系球体濾過量（eGFR）を再計算する（Q30 参照）．
（急速進行性糸球体腎炎診療指針作成合同委員会：日腎会誌 2011；53：509-555．より改変）

いため発見が遅れがちになります．尿濃縮力障害による低比重尿や，多飲，多尿，遺尿，成長障害，貧血などにも注意しておく必要があります．

その他の糸球体性疾患

慢性腎炎においても，無症候の状態で早期発見を行い適切に管理し，治療に結びつける必要があります．学校検尿時に好発年齢となる見落としやすい糸球体性疾患には以下のようなものがあります．

1. ループス腎炎

全身性エリテマトーデス（SLE）に合併する腎炎で，小児 SLE ではループス腎炎の合併率が 80 ～ 90％と高く，原疾患の発見契機として尿異常が 1/4 以上を占めます．尿所見が軽微でも腎炎の活動性が高い場合もあり，腎生検による診断と活動性の評価が必要となります．

2. Alport（アルポート）症候群

乳幼児期の血尿で発見されることの多い遺伝性腎炎です．進行とともに蛋白尿を呈するようになり，約 1/3 に難聴を伴います．男性の場合，多くは，20 ～ 30 歳台で末期腎不全に至ります．発熱時に肉眼的血尿を呈することも本症の特徴です．診断の手掛かりとして家族歴の聴取が重要です．

3. 巣状分節性糸球体硬化症（FSGS）

ネフローゼ症候群や高度の蛋白尿を呈する例が多く，40％以上の症例が尿異常で発見されます．治療反応不良例では 5 ～ 20 年で末期腎不全に至ります．

定期的な検尿の必要性

検尿有所見者においては，診断名や疾患の理解や指導がないまま尿異常だけが指摘され続けると，受診率が下がり，腎炎検出の機会を逃す傾向にあります．鑑別診断をすすめたり，検査や生活についての説明を行ったりすることで，定期的な検尿を今後の健康管理に役立てることができます．

文献

1）急速進行性糸球体腎炎診療指針作成合同委員会：日腎会誌 2011；53：509-555．

参考文献

・濱田　陸：学校検尿の意義と限界．日本小児腎臓病学会（編），小児腎臓病学．改訂第 2 版，診断と治療社，2017：185-191．

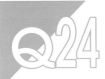
腎生検の適応基準は何ですか？

✓ POINT!

▶腎生検は，腎疾患の病理診断を行い，予後を推測して治療方針を決定するために行う．
▶腎生検の適応には，検尿異常，ネフローゼ症候群，急性腎障害，全身疾患に伴う腎疾患などがある．
▶腎生検の適応は，有用性と危険性を十分に検討した上で決定する．

腎生検の適応

　腎生検は，検尿異常や腎機能障害から腎疾患を疑うときに，病理診断・組織学的重症度判定を行い，治療方針を定め，予後を推定するために行います．侵襲的な検査であり，出血などの合併症を起こす危険があるため，適応については有用性と危険性を十分に検討し，患児・家族にインフォームドコンセントを得た上で実施する必要があります．腎生検の適応については，子どもの腎生検を行っている施設により異なる場合がありますので，**表 1**[1])に腎生検の適応の 1 例を示します．

1. 検尿異常

1) 血尿単独陽性例

　血尿のみでは原則的に腎生検の適応にはなりません．低補体血症が持続する場合〔膜性増殖性糸球体腎炎（MPGN）の可能性〕や，腎不全の家族歴がある場合〔Alport（アルポート）症候群の可能性〕には，腎生検を考慮します．

2) 蛋白尿単独陽性例

　尿の濃縮による尿蛋白の偽陽性や，体位性（起立性）蛋白尿・一過性（機能性）蛋白尿，尿細管性蛋白尿を除外した上で，早朝第一尿（安静時尿）で尿蛋白が持続する場合に腎生検の実施を考慮します．小児腎臓病専門施設により適応基準は異なりますが，目安としては尿蛋白 / 尿クレアチニン（Cr）比 0.5 g/gCr 以上が 3 か月以上持続する場合には腎生検が考慮されます[2〜4)]．

3) 血尿蛋白尿両者陽性例

　治療対象となる慢性糸球体腎炎の可能性が高いため，積極的な腎生検の適応となります．特に腎機能低下例や高血圧を伴う場合には早期に腎生検の実施を考慮します．小児腎臓病専門施設により適応基準は異なりますが，『小児 IgA 腎症ガイドライン 2020』には，尿蛋白 / 尿 Cr 比 0.15 g/gCr 以上が 6 か月以上持続する場合[4)]に腎生検の適用と記載されています．

2. ネフローゼ症候群

　子どもでは微小変化型ネフローゼ症候群が多いため，腎生検の適応は限定されます．1 歳未満，血尿，高血圧，低補体血症，腎機能低下などを認める場合には微小変化型ネフローゼ症候群以外の可能性が高いため，治療開始前に腎生検を行います．また，ステロイド抵抗性の場合や，シクロスポリン長期使用例の腎障害の評価としても腎生検を行います．

3. 急性腎障害

　腎前性，腎後性を除外した上で，腎実質障害が疑われ，原因がはっきりしない場合には腎生検の適応となります．子どもの急性腎不全で腎生検を要する疾患としては，急速進行性糸球体腎炎（RPGN）や急性尿細管間質性腎炎があげられますが，回復の遅い急性尿細管壊死も予後判定のため

表1 腎生検の適応

1. 検尿異常（無症候性血尿・蛋白尿）	・血尿単独陽性例：慢性腎不全の家族歴のある場合 ・蛋白尿単独陽性例：尿蛋白/尿 Cr 比 0.5 g/gCr が持続する場合など ・蛋白尿・血尿両者陽性例：基本的に適応
2. ネフローゼ症候群	・血尿，高血圧，低補体血症，腎機能低下例 ・ステロイド抵抗性 ・先天性ネフローゼ症候群疑い例 ・シクロスポリン長期使用例
3. 急性腎障害	・原因不明の急性障害（腎実質障害）
4. 全身疾患に伴う腎病変	・全身性エリテマトーデス（SLE）：基本的に全例適応 ・紫斑病性腎炎：高血圧，腎機能低下，ネフローゼ症候群など ・その他：腎合併症を呈する膠原病や血管炎症候群など
5. その他	・移植腎：プロトコルおよび腎機能低下や急性拒絶などを思わせる場合 ・薬剤性腎障害の評価など

（平本龍吾：腎生検の実際. 日本小児腎臓病学会（編），小児腎臓病学. 改訂第2版，診断と治療社，2017：122-127. より一部改変）

表2 経皮的腎生検におけるハイリスク病態

1. 管理困難な出血傾向
2. 片腎（移植腎は除く）馬蹄腎
3. 嚢胞腎（大きな単嚢胞，多発性腎嚢胞）
4. 水腎症
5. 管理困難な全身合併症（敗血症，重症高血圧など）
6. 腎実質内感染症（腎膿瘍，急性腎盂腎炎）を合併している場合
7. 腎動脈瘤を合併している場合
8. 高度の萎縮腎
9. 生検部位の皮膚感染症

（小椋雅夫：小児における腎生検. 日本腎臓学会腎生検ガイドブック改訂委員会（編），腎生検ガイドブック. 東京医学社，2020：70-74. より改変）

に腎生検を行う場合があります.

4. 全身疾患に伴う腎疾患

1) 全身性エリテマトーデス（SLE）

子どもの SLE では，尿所見に乏しくてもループス腎炎を合併する頻度が高いため，積極的な腎生検の適応となります.

2) 紫斑病性腎炎

血尿のみでは腎生検の適応にはなりませんが，高血圧や腎機能障害，蛋白尿が持続する場合などは腎生検の適応となります.

腎生検におけるハイリスク病態

腎生検のハイリスクとされる病態を**表2**[5]に示します. これらの病態が腎生検施行前に確認された場合には，腎生検を控える方がよく，禁忌とされてきました. しかし近年では，このような病態を示す一部の症例に対してもハイリスク病態としての腎生検が検討されつつあります. 腎生検の合併症の中では，血腫などの出血に伴う合併症が最多であり，腎生検前の出血傾向の評価が大切になります. 経皮的腎生検のハイリスクに該当する例でも，治療方針を決める上で腎生検が必須であると判断した場合には，開放腎生検が考慮されます.

文献

1) 平本龍吾：腎生検の実際. 日本小児腎臓病学会（編），小児腎臓病学. 改訂第2版，診断と治療社，2017：122-127.

2) 石倉健司，他：本邦小児の新たな診断基準による小児慢性腎臓病（CKD）の実態把握のための研究. 平成22年度総括・分担研究報告書，2011：9-18.

3) 日本腎臓学会（編）：腎生検は小児 CKD の診断と治療に有用か？ エビデンスに基づく CKD 診療ガイドライン2013. 東京医学社，2013：170-172.

4) 日本小児腎臓病学会（編）：小児 IgA 腎症の概念と診断. 小児 IgA 腎症診療ガイドライン2020. 診断と治療社，2020：2-6.

5) 小椋雅夫：小児における腎生検. 日本腎臓学会腎生検ガイドブック改訂委員会（編），腎生検ガイドブック. 東京医学社，2020：70-74.

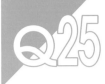

血尿単独の異常があった場合，どのように診断をすすめ管理を行いますか？

✓ POINT!

▶ 血尿単独例では，尿中赤血球形態が糸球体性血尿と非糸球体性血尿の鑑別の参考になる．

▶ 糸球体性血尿では，血尿のみの家族歴がある場合は良性家族性血尿(菲薄基底膜病)を第一に疑い，腎不全や若年性難聴の家族歴がある場合は Alport(アルポート)症候群も考慮する．学校検尿では ANCA 関連腎炎も発見されることがある．

▶ 非糸球体性血尿では超音波検査による原因検索が重要であり，ナットクラッカー現象，結石，水腎症，囊胞性腎疾患，極めてまれに悪性腫瘍が発見される．

▌診断の進め方

1. 問診

　潜血が陽性で沈渣検査で赤血球を認めない場合は，ヘモグロビン尿やミオグロビン尿による偽陽性の可能性があります．その原因としては，溶血性疾患，けいれん重積，薬剤や運動負荷による横紋筋融解，筋挫滅を伴う外傷などが考えられます．したがって，検査日の数日前に過度な運動や打撲などの外傷がないかを問診しておく必要があります．また，女子の場合は月経から 1 週間程度は尿に血液が混入する可能性があるため，月経と検尿の時期が重なっていないかの確認が非常に重要です．また外傷による腎損傷で非糸球体性血尿を認めることがあります．腎機能障害や高血圧症がなく血尿のみ持続する家族歴が存在すれば，良性家族性血尿(菲薄基底膜病)であることが最も多く，腎不全や若年性難聴が存在する場合は，Alport(アルポート)症候群も考慮する必要があります．**表1** のような問診を行い，**表2**[1)]に示す子どもの血尿の原因疾患を参考に診断をすすめてください．

　Q3 の記載も参照してください．

2. 診察・身体所見

　Q3 を参照してください．

3. 検査

1)沈渣検査

　沈渣検査とは，新鮮尿 10 mL を 500 g で 5 分間遠心分離し，その沈殿物を 15 μL スライドグラスにとり，顕微鏡観察を行うものです．100 倍での鏡検は弱拡大，400 倍は強拡大といいます．1 視野に 5 個 /HPF 以上の赤血球が認められた場合，血尿と診断します．沈渣検査には検査精度管理などの問題があり，近年では尿を遠心せずに尿中有形成分を定量的に表示できるフローサイトメトリー法を測定原理とした自動尿中有形成分分析装置が沈渣検査の補助的役割を担うことも多くなってきています．フローサイトメトリー法では，およそ 20 個 /μL 以上が異常とされます．沈渣の赤血球において，変形(コブ状，断片化，標的状など)が高頻度に認められれば糸球体性血尿，均一な形状の場合は非糸球体血尿の可能性が高くなります．赤血球円柱や顆粒円柱の存在は，糸球体性血尿を示唆します．肉眼的血尿は鮮血(ピンク，赤)になりますが，尿が酸性の場合は暗赤色になることもあるため，色調だけで診断するには注意が必要です．尿カルシウム(Ca) / 尿クレアチニン(Cr)比の高値が持続する場合は，血尿の原因として高 Ca 尿症を考えます(**表3**)[2, 3]．

表1 問診で重要な項目

詳細な既往歴	溶連菌感染症，IgA 血管炎，膠原病，肝炎，白内障，難聴などの有無
家族歴	血尿などの検尿異常，腎疾患，膠原病，肝炎，腎不全，若年性難聴

表3 尿 Ca/ 尿 Cr 比の年齢別基準値(mg/mgCr)

尿 Ca/ 尿 Cr 比の 95 パーセンタイル値	
0.5 ～ 1 歳	< 0.81
1 ～ 2 歳	< 0.56
2 ～ 3 歳	< 0.5
3 ～ 5 歳	< 0.41
5 ～ 7 歳	< 0.3
7 ～ 17 歳	< 0.25

〔Mckay CP:Disorders of calciummetabolism. In：Feld LG, et al.〔eds〕, Fluid and Electrolytes in Pediatrics. Humana Press, New York, 105-148:2010. ／石倉健司，他：尿細管機能検査. 日本小児腎臓病学会（編）, 小児腎臓病学. 改訂第 2 版, 診断と治療社, 107-113, 2017. より作成〕

表2 子どもの血尿の原因疾患

糸球体性血尿の原因疾患	非糸球体性血尿の原因疾患
良性家族性血尿(菲薄基底膜病)	尿路感染症
良性家族性血尿以外の良性血尿	高 Ca 尿症
感染後急性糸球体腎炎	尿路結石
原発性慢性糸球体腎炎(IgA 腎症，膜性増殖性糸球体腎炎，膜性腎症，急速進行性糸球体腎炎など)	ナットクラッカー現象
	外傷〔医原性含む(尿道カテーテル，腎生検など)〕
二次性慢性腎炎(ループス腎炎，紫斑病性腎炎，ANCA 関連腎炎など)	腎尿路異常(水腎症，囊胞性腎疾患，低形成・異形成腎など)
溶血性尿毒症症候群	腎梗塞
遺伝性腎炎(Alport 症候群)	血管異常
過度の運動	出血性膀胱炎(アデノウイルス 11,21 型，BK ウイルス，シクロホスファミドなど)
	腎・膀胱悪性腫瘍(Wilms 腫瘍，横紋筋肉腫)
	出血傾向(血液疾患，抗凝固療法)
	他部位からの出血の混入(月経血，外性器出血など)

(血尿診断ガイドライン編集委員会(編)：血尿診断ガイドライン 2013. ライフサイエンス出版，2013. より一部改変)

2)超音波検査

　特に非糸球体性血尿の場合，腹部超音波検査による原因検索が重要で，ナットクラッカー現象，結石，水腎症，囊胞性腎疾患，極めてまれに Wilms(ウィルムス)腫瘍や横紋筋肉腫などの悪性腫瘍が発見されます．詳細は Q34 を参照してください．

3)血液検査

　腎機能〔尿素窒素，Cr，シスタチン C(CysC)〕，血算，血清総蛋白，アルブミン，総コレステロール，電解質，C 反応性蛋白(CRP)，ASO，IgG，IgA，補体(C3，C4，CH_{50})などを検査します．糸球体性血尿を認め，問診などから二次性の糸球体腎炎が疑われる場合には，これらの検査を参考にします．低補体血症が認められれば自己抗体〔抗核抗体(ANA)，抗 dsDNA 抗体など〕を，肝炎ウイルス関連腎症を疑う場合は，HBs 抗原，HCV 抗体を追加します．

▎管理方法

　血尿単独例の腎機能予後は，たとえ原疾患が慢性糸球体腎炎でも一般的に良好です．したがって腎生検が行われることは少なく，病理学的な確定診断はつかない例がほとんどです．血尿のみが持

検尿異常

続し，蛋白尿，腎機能障害，低補体血症，高血圧症の合併がない場合は，「無症候性血尿」と暫定診断をつけます．発見後1年間は3か月ごとに検尿を，以降は血尿が続く限り1年に1，2回の検尿，必要に応じて血液検査を行い，経過観察することが推奨されます．

　しかし一部には血尿単独で異常があった場合でも注意すべき疾患があります．学校検尿で血尿単独で異常があった場合にANCA関連腎炎の診断となる例も散見されるため，腎機能その他に異常がないことを確認し，尿所見の悪化などに注意しながら経過観察を継続することが必要です．また3歳児検尿や幼稚園検尿で血尿単独で異常があった場合には将来的にAlport症候群と診断されることもあります．

📖 文献

1）血尿診断ガイドライン編集委員会（編）：血尿診断ガイドライン2013．ライフサイエンス出版，2013．

2）Mckay CP：Disorders of calciummetabolism. In：Feld LG, et al.（eds），Fluid and Electrolytes in Pediatrics. Humana Press, New York, 105-148：2010.

3）石倉健司，他：尿細管機能検査．日本小児腎臓病学会（編），小児腎臓病学．改訂第2版，診断と治療社，107-113，2017．

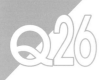

蛋白尿単独の異常があった場合，どのように診断をすすめ管理を行いますか？

✓ POINT!

▶子どもの蛋白尿は一過性(機能性)蛋白尿，体位性(起立性)蛋白尿，持続性蛋白尿に分類される.

▶子どもの蛋白尿単独例では一過性(機能性)蛋白尿が最も一般的な原因である.

▶持続性蛋白尿は発生機序に基づき糸球体性，尿細管性，溢流性(腎前性)の3つに分類される.

▶蛋白尿は，早朝第一尿(安静時尿)かつ中間尿による尿蛋白/尿クレアチニン(Cr)比で評価する必要がある.

▎蛋白尿の分類(表1)

　蛋白尿およびアルブミン尿は腎障害のマーカーとして知られ，成人および子どもにおける末期腎不全の危険因子としてよく知られています[1]. 子どもの蛋白尿は一過性(機能性)蛋白尿，体位性(起立性)蛋白尿(Q28参照)，持続性蛋白尿に分類されます[1,2]. 子どもの蛋白尿単独例では一過性(機能性)蛋白尿が最も一般的な原因です[2].

　持続性蛋白尿は，早朝第一尿(安静時尿)の検体で2回以上尿蛋白を認める状態で，重篤な腎疾患が関連している可能性がある[3]ため注意が必要です. 持続性蛋白尿は発生機序に基づき糸球体性，尿細管性，溢流性(腎前性)の3つに分類されます[2].

1. 糸球体性蛋白尿

　子どもにおける蛋白尿の一般的な原因で，ネフローゼ症候群や慢性腎炎などの糸球体疾患があげられます.

2. 尿細管性蛋白尿

　尿細管間質性疾患により，近位尿細管での低分子尿蛋白〔β_2ミクログロブリン(β_2MG)，α_1MG，レチノール結合蛋白など〕の再吸収が阻害されることにより，それらの尿への排泄が増加します. 尿細管間質性腎炎やDent(デント)病，Fanconi(ファンコニ)症候群，Wilson(ウィルソン)病などで認めます.

3. 溢流性(腎前性)蛋白尿

　溢流性蛋白尿は，尿細管の再吸収能力を超えるレベルの特定の蛋白質の著しい過剰生産により，低分子蛋白質の排泄量が増加することにより生じます. 臨床的には免疫グロブリン軽鎖を過剰に産生する形質細胞異形成(例えば多発性骨髄腫)が重要です. また横紋筋融解によるミオグロビン，重度の血管内溶血によるヘモグロビンでも溢流性蛋白尿が生じる可能性があります.

▎診断の進め方

1. 問診(表2)

　蛋白尿単独例では，詳細に問診から上記のどのタイプの蛋白尿なのかを鑑別する必要があります. 一過性(機能性)蛋白尿や体位性蛋白尿を除外するためには，尿検体の採取状況を確認することが重要です.

　尿検体が早朝第一尿でない場合や検尿前日の就寝直前に完全排尿をしていない場合には体位性

表1 子どもにおける蛋白尿の原因

一過性（機能性）蛋白尿		特発性，病状に関連（発熱，痙攣），病状と無関係（運動，ストレス，脱水，寒冷曝露）
体位性（起立性）蛋白尿		
持続性蛋白尿	糸球体性蛋白尿	・ネフローゼ症候群 　微小変化型 　巣状分節性糸球体硬化症 　膜性腎症 ・免疫介在性腎炎 　膜性増殖性糸球体腎炎 　IgA 腎症 　ループス腎炎 　感染関連腎炎（B 型肝炎，C 型肝炎，HIV） ・糸球体障害 　糖尿病性腎症 　逆流性腎症 　慢性腎臓病
	尿細管性蛋白尿	尿細管間質性腎炎（自己免疫疾患に伴うものを含む） 中毒性腎症（薬剤，重金属） Fanconi（ファンコニ）症候群 Wilson（ウィルソン）病 Dent（デント）病，Lowe（ロー）症候群，ネフロン癆 腎盂腎炎 逆流性腎症 CAKUT
	溢流性（腎前性）蛋白尿	多発性骨髄腫 横紋筋融解症 溶血

（Ranch D：Pediatr Ann 2020；49：e268-e272. ／ Leung AK, et al.：Am Fam Physician 2017；95：248-254. より改変）

表2 問診で重要な項目

採尿の状況	採尿前の激しい運動，発熱などの体調不良 検尿前日の就寝直前に完全排尿をしたか
既往歴・現症	夜尿症，成長障害，貧血の有無 ぶどう膜炎の既往，自己免疫疾患（Sjögren 症候群など） VUR や UTI の既往 胎児超音波検査での異常の指摘（羊水過少など） 低出生体重，早期産，胎児発育不全の有無 浮腫や体重増加
薬剤	抗菌薬や非ステロイド性抗炎症薬など使用の有無
家族歴	検尿異常，高血圧，腎疾患，慢性腎不全など

蛋白尿の可能性があります．また採尿前に激しく運動をしていたり，発熱などの体調不良がみられるときには一過性（機能性）蛋白尿の可能性があります．複数の尿検査で蛋白尿が持続する場合には，持続性蛋白尿の原因となりえる疾患（**表 1**）を鑑別する必要があります．

　持続性蛋白尿でネフローゼレベルの高度蛋白尿がみられる場合は，糸球体疾患が原因であることが典型的です[2]．浮腫に気づいた時期や体重増加の有無を問診することで蛋白尿の持続期間を推定する材料となります．

　尿細管性蛋白尿は，通常，蛋白尿が出る前に基礎疾患が発見されるため，診断に苦慮することは少ないとされています[3]．ぶどう膜炎や Sjögren（シェーグレン）症候群などの自己免疫疾患の既往や，抗菌薬や非ステロイド性抗炎症薬など使用後に発熱や発疹がみられる場合は尿細管間質性腎炎の鑑別も必要です．膀胱尿管逆流（VUR）や尿路感染症（UTI）の既往がある場合には逆流性腎症も鑑別に

あげましょう.

　小児期で尿細管性蛋白尿を疑う際には，尿細管障害による尿濃縮力障害を確認する必要があります．特に夜尿症が高年齢でも持続している場合や成長障害や貧血を伴う場合には低形成・異形成腎などの先天性腎尿路異常（CAKUT）の鑑別が必要になります.

　Q3 の記載も参照してください.

2. 診察・身体所見

　Q3 を参照してください.

3. 検査

1）尿検査

　早朝第一尿と来院時尿（随時尿）で検査を行い，来院時尿のみ尿蛋白が陽性で早朝第一尿が陰性であれば，一過性（機能性）蛋白尿や体位性蛋白尿やなどの病的ではない蛋白尿を考えます（Q28 参照）．早朝第一尿の採取法に関しては，就寝直前に完全排尿し，翌朝の起床後第一尿かつ中間尿を提出するように指導します（Q18 参照）.

　定性検査では濃縮尿や希釈尿により偽陽性や偽陰性を呈する可能性がありますが，同一尿検体の蛋白濃度とクレアチニン（Cr）濃度から算出した尿蛋白 / 尿 Cr 比は，それらの影響を受けません．したがって，蛋白尿は必ず尿蛋白 / 尿 Cr 比で評価し，0.15 g/gCr 以上を有意とみなします（Q33 参照）.

　また尿細管性蛋白尿は，尿 β_2MG を測定します．尿 β_2MG は酸性下では分解するため，尿 pH が 6.0 以下の場合は偽陰性の可能性があります.

　男児で尿 β_2MG が 10,000 μg/L を超える場合は，Dent 病が疑われます．Dent 病は X 連鎖性遺伝であり，母親の尿 β_2MG 測定も重要です.

　なお尿細管性蛋白尿と低分子蛋白質を含む溢流性（腎前性）蛋白尿ではアルブミンの検出を主目的としたスクリーニング用の尿試験紙では検出されないことがあることに注意しましょう.

　一過性（機能性）蛋白尿と体位性蛋白尿には追加検査や治療は必要ありません[2].

2）超音波検査

　CAKUT は軽度の蛋白尿で発見されることがあるため，尿蛋白を認める場合には超音波検査を実施し CAKUT を鑑別することが重要です．超音波検査が CAKUT の発見に重要であることについては Q34 を参照してください．Dent 病では，腎石灰化がみられることがあります.

3）血液検査

　一過性（機能性）蛋白尿と体位性蛋白尿が除外され，持続性蛋白尿と判断した場合に行います.

　3 次精密検診（精密検診）における最低限必須の検査項目は，血清アルブミン（低アルブミン血症の有無），血清 Cr（腎機能障害の有無），補体 C3（低補体血症の有無）の 3 項目です.

　その他，表 1 の疾患が疑われる場合には適宜検査項目を追加してもかまいません.

　例えば，浮腫を伴う蛋白尿の場合はネフローゼ症候群が疑われるため，血液検査で低アルブミン血症，血清 Cr の他に脂質異常症，血中尿素窒素を調べる必要があります.

　また高血圧，浮腫，血尿があれば糸球体腎炎を疑うので，腎機能検査，補体（C3，C4）の他に電解質異常の有無を確認しましょう．全身性エリテマトーデス（SLE）や抗好中球細胞質抗体（ANCA）関連血管炎などの全身疾患が疑われる場合には，適切な血清学的検査〔抗核抗体（ANA），抗二本鎖DNA 抗体，ANCA〕を検討しましょう.

管理方法

　蛋白尿単独例で，かつ超音波検査や血液検査の精密検査でも診断に至らない場合には，「無症候性蛋白尿」と暫定診断をつけ，定期的に尿検査や血液検査を行い経過観察します．持続性蛋白尿の場合は，腎生検による腎組織の確認を考慮する場合があるため，下記の紹介基準を満たす場合には小児腎臓病専門施設へ紹介しましょう．

小児腎臓病専門施設への紹介

　持続性蛋白尿の場合（尿蛋白 / 尿 Cr 比：0.15 ～ 0.4 g/gCr〔尿蛋白定性 1+ 程度〕が 6 ～ 12 か月，0.5 ～ 0.9 g/gCr〔同 2+ 程度〕が 3 ～ 6 か月，1.0 ～ 1.9 g/gCr〔同 3+ 程度〕が 1 ～ 3 か月）や，低アルブミン血症（血清アルブミン 3.0 g/dL 未満），低補体血症（C3 73 mg/dL 未満），高血圧（Q31 参照），腎機能障害（Q29 参照）を合併する場合は，早期に小児腎臓病専門施設への相談や紹介が必要です（Q9 参照）．

　また高 β_2MG 尿（Q35 参照）を認める場合には小児腎臓病診療施設（超音波検査実施可能施設）への相談や紹介をしましょう（Q10 参照）．

文献

1）Viteri B, et al.：Pediatr Rev 2018；39：573-587.
2）Ranch D：Pediatr Ann 2020；49：e268-e272.
3）Leung AK, et al.：Am Fam Physician 2017；95：248-254.

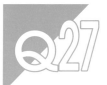

Q27 血尿・蛋白尿合併の異常があった場合，どのように診断をすすめ管理を行いますか？

学校検尿　幼稚園検尿　3歳児検尿

✓ POINT!

▶学校検尿で発見される検尿異常の中で，血尿・蛋白尿の合併は最も重要な所見である．

▶血尿・蛋白尿合併例の最終診断は，60％ 以上が慢性糸球体腎炎〔IgA 腎症，膜性増殖性糸球体腎炎(MPGN)など〕であり，子どもの腎生検が可能な施設(小児腎臓病専門施設)への紹介が必要である．

▶慢性糸球体腎炎において，尿蛋白が多い例，腎機能障害や高血圧症を伴う例は一般に重症度も高いため，早期の腎生検が必要である．

診断の進め方

1. 問診

血尿単独例(Q25)，蛋白尿単独例(Q26)と同様の問診を行います．Q3 の記載も参照してください．

2. 診察・身体所見

Q3 を参照してください．

3. 検査

血尿単独例(Q25)，蛋白尿単独例(Q26)と同様の検査を行います．

血尿・蛋白尿合併例の場合，慢性腎炎を疑って診療をすすめます(表1)[1]．急性腎炎症候群が否定的である場合には，慢性糸球体腎炎が疑われるため腎生検による確定診断が必要です．

急性糸球体腎炎のほとんどは，A 群 β 溶連菌による溶連菌感染後急性糸球体腎炎で，咽頭炎・扁桃腺炎後(1，2 週間後)や皮膚感染症後(3，4 週間後)に発症し，一過性の低補体血症(C_3，CH_{50})と溶連菌関連抗体(ASO，ASK)の上昇により，血液検査で診断可能です．

慢性糸球体腎炎のうち最も頻度の高い疾患は IgA 腎症で，わが国ではその 70％ が学校検尿で無症状のうちに発見されています．血清 IgA 高値を示す症例は成人では約半数近くありますが，子どもでは比較的少なく，腎生検以外に診断に至る特異的な検査所見はありません．小児期発症のIgA 腎症は，早期に多剤併用療法(副腎皮質ステロイド薬，免疫抑制薬，抗凝固薬，抗血小板薬)を行った場合に，末期腎不全への進行抑制が証明されており，早期発見・早期治療が重要です[2]．

膜性増殖性糸球体腎炎(MPGN)は持続性の低補体血症を特徴とする慢性糸球体腎炎で，学校検尿の行われていない欧米では，末期腎不全へ至る頻度が高いとされています．かつてはわが国でも予後不良でしたが，学校検尿により 70％ が早期発見され，副腎皮質ステロイド薬を中心とした早期治療が行われた結果，最近の報告では末期腎不全に至る例が減少しています．

膜性腎症は，成人では原発性ネフローゼ症候群をきたす代表的な慢性糸球体腎炎ですが，子どもの原発性ネフローゼ症候群で占める割合は 5％ 未満とまれな疾患です[3]．膜性腎症の 40 ～ 75％ はネフローゼ症候群を発症し，16 ～ 38％ は学校検尿などで無症候性血尿・蛋白尿として発見されます．小児期の膜性腎症は自然寛解もしばしばみられ，適切な治療が行われれば末期腎不全へ至る例は多くありません[4]．

血尿・蛋白尿合併で異常があった例には，頻度は低いながら重要な疾患にループス腎炎や抗好中球細胞質抗体(ANCA)関連腎炎があります．いずれも初診時に病初期のものから腎機能が低下して

表 1 学校検尿で発見された血尿・蛋白尿合併例の原因疾患

疾患名	人数(名)
無症候性血尿	7
無症候性血尿・蛋白尿	9
尿路感染症	1
慢性糸球体腎炎	30(61.2%)
IgA 腎症	21
膜性増殖性糸球体腎炎	4
膜性腎症	3
巣状分節性糸球体硬化症	1
非 IgA 腎症	1
両側矮小腎	1
腎不全	1
計	49

(土屋正己,他:小児内科 2003;35:873-876.より改変)

いるものまであり,診断と病期の確認が必要です.また幼稚園検尿や 3 歳児検尿では Alport(アルポート)症候群やまれに ANCA 関連腎炎がみつかることもあるので,血尿・蛋白尿合併例には精査が必要です.

管理方法

血尿・蛋白尿の両者を合併する場合,「無症候性血尿・蛋白尿(腎炎の疑い)」と暫定診断をつけます.早朝第一尿(安静時尿)の検査で蛋白陽性が続く場合,施設によって腎生検基準は異なりますが,腎生検を行うか検討します.『小児 IgA 腎症ガイドライン 2020』[5]には,早朝第一尿で尿蛋白 / 尿クレアチニン(Cr)比 0.15 g/gCr 以上と血尿の両者が 6 か月以上持続する場合に腎生検の適応,また早朝第一尿で尿蛋白 / 尿 Cr 比 0.5 g/gCr 以上が 3 か月以上持続する場合には蛋白尿単独陽性例であっても腎生検の適応であると記載されています.また『エビデンスに基づく IgA 腎症診療ガイドライン 2020』[6]では,有意な持続的血尿および蛋白尿を認める場合や急性腎炎症候群,ネフローゼ症候群,また肉眼的血尿に伴う急性腎障害後に回復が遅い場合には積極的な腎生検の適応となると記載されています.

小児腎臓病専門施設への紹介

血尿かつ軽度であっても蛋白尿が持続する場合は,腎生検を含めた精査が必要であるため,小児腎臓病専門施設への紹介が必要です(Q9 参照).

文献

1)土屋正己,他:小児内科 2003;35:873-876.
2)Kamei K, et al.:Clin J Am Soc Nephrol 2011;6:1301-1307.
3)Menon S, et al.:Pediatr Nephrol 2010;25:1419-1428.
4)Ayalon R, et al.:Pediatr Nephrol 2015;30:31-39.
5)日本小児腎臓病学会(編):小児 IgA 腎症ガイドライン 2020. 診断と治療社,2020
6)厚生労働科学研究費補助金難治性疾患等政策研究事業(難治性疾患政策研究事業)難治性腎障害に関する調査研究班(編):エビデンスに基づく IgA 腎症診療ガイドライン 2020. 東京医学社,2020

Q28 体位性（起立性）蛋白尿とは何ですか？また，どのように診断しますか？

✓ POINT!

▶体位性（起立性）蛋白尿は，起立姿勢により尿蛋白が出現する蛋白尿の1つであり，腎予後は良好である．

▶体位性蛋白尿では，早朝第一尿（安静時尿）など安静時の尿蛋白が陰性であり，外来尿や就寝前の尿蛋白が陽性となる．

▶学校検尿では年齢が上がるにつれて尿蛋白陽性者が増える傾向があり，体位性蛋白尿と他腎疾患の鑑別が重要である．

体位性（起立性）蛋白尿とは

　安静臥位では蛋白尿がみられないにもかかわらず，起きて立ったりすると蛋白尿がみられるものを，体位性（起立性）蛋白尿といいます[1]．運動後に蛋白尿がみられる一過性（機能性）蛋白尿とは区別されます．体位性蛋白尿は良性の蛋白尿で，男性に多いとされます．頻度は小児期から青年期の数％程度とされ，通常30歳以降は認めなくなります[2,3]．体位性蛋白尿の機序としては，左腎静脈の圧迫によるうっ血や血行動態の変化，またレニン−アンジオテンシン−アルドステロンの関与，糸球体の組織変化などが指摘されています[4]．糸球体の組織変化として，細胞増多や好酸球浸潤，糸球体毛細血管腔の拡張や血管壁の肥厚が報告されていますが，進行性所見はなく軽微であること，また20年間の経過観察で進行性腎疾患への進展がないことから，通常腎生検は行われません[1,5]．体位性蛋白尿は良性の病態であり，治療は必要ありません．しかし鑑別疾患には慢性腎炎，糖尿病性腎症，尿細管性疾患，嚢胞性腎疾患などがあるため，持続する蛋白尿では早朝第一尿（安静時尿）を複数回検査することで体位性蛋白尿を除外し，重要な腎疾患を確実に診断する必要があります[6]．

学校検尿における体位性蛋白尿

　蛋白尿の頻度は，健常小児に尿検査を行った Arslan らの研究では初回検査の3.7%です．その後，複数回また早朝第一尿検査を加えることで0.94%に低下し，持続性蛋白尿は0.29%，体位性蛋白尿は全体の0.67%（蛋白尿の68%）と報告されています[2]．もちろん学校検尿でも体位性蛋白尿は認められ，海外の報告では検出された蛋白尿の9.2%が体位性蛋白尿とあります[7]．学校検尿で病的な可能性のある持続性蛋白尿を発見するためには，体位性蛋白尿などの管理不要な病態を除外することは重要です．わが国では，小学校，中学校，高等学校の蛋白尿は，2次検尿で0.06%，0.21%，0.24%にみられます[8]．体位性蛋白尿の暫定診断は，小学校0.01%，中学校0.03%，高等学校0.02%であり，一般的な報告よりも低い頻度です．これは，早朝第一尿や複数回の尿検査がなされ，一過性（機能性）蛋白尿や体位性蛋白尿を除外する適切な方法が実施されているためと考えられます．ただ3次精密検診（精密検診）でも体位性蛋白尿の可能性は残るため，確実な診断をする必要があります．

体位性蛋白尿の診断方法

　安静時の蛋白尿陰性を確認しますが，早朝第一尿で，尿蛋白 / 尿クレアチニン（Cr）比が < 0.15 g/gCr（または定性で − 〜 +/−）であることが必須です．

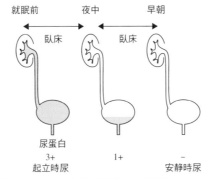

就眠前　　　夜中　　　早朝

臥床　　　　臥床

尿蛋白
3+　　　　　1+　　　　　−
起立時尿　　　　　　　安静時尿

図1 **安静時尿による体位性蛋白尿の診断**

安静時尿と起立時尿を比較し，体位性蛋白尿では安静時には尿蛋白が陰性，起立時に陽性となる．起立時の尿は，就寝前もしくは来院時に採取した尿を使用する．安静時の尿は，早朝の第一尿を使用する．なお就寝前，早朝とも陽性であるが体位性蛋白尿が疑わしい場合には，就寝数時間後の夜中の尿を排尿させ，早朝の第一尿が陰性であれば体位性蛋白尿と診断する．

（愛知県腎臓財団慢性腎臓病対策協議会小児CKD対策専門部会 2016：愛知県腎臓病学校検診マニュアル．改訂第2版，2016：26．をもとに作成）

診断には主に2つの方法があります[9,10]（図1）．
①早朝第一尿（安静時）と来院時尿（起立時）を比較する方法
②早朝第一尿（安静時）と就寝前（起立時）の尿を比較する方法

　最も簡便なのは，尿容器を渡しておいて家庭から早朝第一尿を持参してもらい，来院時尿と比べる方法です．早朝尿を採る前日は，激しい運動は控え，必ず排尿をしてから就寝するよう説明してください．また体位性蛋白尿が疑われるにもかかわらず早朝第一尿に尿蛋白を認める場合には，**図1**のように夜中にも排尿をさせることで，早朝第一尿をより正確に判断できます[9]．この他に前弯負荷試験が行われることがありますが，試験中に倒れることがあり，安全を確保して実施する必要があります．また画像検査では，超音波検査でナットクラッカー現象のような左腎静脈の圧迫像がみられやすいことも参考の1つになります．安静時と起立時の尿が，いずれも蛋白陽性の場合は，腎炎や他の腎疾患の可能性があります．血尿や沈渣での顆粒円柱，腎障害，低補体血症，高血圧症や血管炎の徴候などみられる場合は，腎生検などの精査を検討してください[6]．

文献

1）Springberg PD, et al.：Ann Intern Med 1982；97：516-519.
2）Arslan Z, et al.：Pediatric Nephrol 2020；35：1935-1940.
3）Brandt JR et al.：Pediatr Nephrol 2010；25：1131-1137.
4）Kovvuru K, et al.：Ann Transl Med 2020；8：779.
5）Sinniah R, et al.：Clin Nephrol 1977；7：1-14.
6）Leung AKC, et al.：Am Fam Physician 2017；95：248-254.
7）Pak YH, et al.：Pediatric Nephrol 2005；20：1126-1130.
8）柳原　剛，他：小児保健研 2017；76：93-99.
9）愛知県腎臓財団慢性腎臓病対策協議会小児CKD対策専門部会 2016：愛知県腎臓病学校検診マニュアル．改訂第2版，2016：26.
10）日本学校保健会：尿検査．学校検尿のすべて　令和2年度改．日本学校保健会，2021：26-33.

Chapter 5 各種検査の基準値

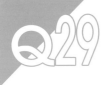

Q29 日本人小児の血清クレアチニン，血清シスタチンC，血清 β_2 ミクログロブリンの基準値を教えてください

✓ POINT!

▶一般的に，血清クレアチニン(Cr)値は筋肉量に比例し，腎機能に反比例する．

▶子どもの腎機能は新生児期に成人の 20 〜 30% 程度からはじまり，1 歳半〜 2 歳ごろに成人と同程度となるため，この間には血清 Cr 値は徐々に低下する．

▶身長(筋肉量)の獲得とともに血清 Cr 値は徐々に増加し，4 歳で 0.30 mg/dL 程度，8 歳で 0.40 mg/dL 程度となる．

▶思春期になると，筋肉量の急激な増加とともに，血清 Cr 値は急激に増加する．

▶患者の筋肉量が著しく少ない場合，血清 Cr 値では腎機能の評価が困難であるため血清シスタチン C (CysC)，血清 β_2 ミクログロブリン(β_2MG)などを使用する．

▶血清 CysC は生後 3 か月で 1.1 mg/L 程度，1 歳で 0.9 mg/L 程度，2 歳ではほぼ成人と同様の 0.8 mg/L 程度になり，思春期後半に 0.7 mg/L 程度に低下する．筋肉量や年齢・性別の影響が非常に小さい．

▶血清 β_2MG は 1.2 〜 1.8 mg/L 程度が基準値で筋肉量や年齢・性別の影響が非常に小さい．

　腎機能を推測できる生化学検査である 3 つの検査〔血清クレアチニン(Cr)，血清シスタチン C (CysC)，血清 β_2 ミクログロブリン(β_2MG)〕にはそれぞれ基準値があります．患者の筋肉量が著しく少ない場合や多い場合，血清 Cr では評価が困難であるため，血清 CysC，血清 β_2MG などを使用して慢性腎臓病(CKD)の診断を行います．

血清 Cr 基準値

　一般的に，血清 Cr 値は筋肉量に比例し，腎機能に反比例するといわれ，その筋肉量は思春期までは身長に比例します．思春期以降，特に男子では筋肉量は身長との比例関係を離れて急激に増加します．また，腎機能そのもの〔体表面積あたりの糸球体濾過量(GFR)〕の変化は，新生児期に成人の 20 〜 30% 程度からはじまり，1 歳半〜 2 歳ごろに成人と同等になります．出生直後は子どもの Cr 値は母親の血清 Cr 値(0.60 〜 0.70 mg/dL)と同じですが，その値からすぐに子どもの本来の値である 0.40 mg/dL となり，その後，腎機能の成熟に伴って 1 歳ごろまでに 0.20 mg/dL へ減少していきます．以後，身長に比例して 4 歳ごろに 0.30 mg/dL，8 歳ごろに 0.40 mg/dL というように徐々に増加します．

　日本人小児の各年齢の血清 Cr 基準値を，表 1[1]に示します．

　身長から血清 Cr 基準値を求める 2 つの方法を示します(Ht：身長)．

①2 歳以上〜 12 歳未満の正常血清 Cr 平均値は以下の 1 次式で推算可能です[1]．

　　血清 Cr 予測基準値(mg/dL) = 0.30×Ht(m)

この血清 Cr 基準値を身長から推算する式を作成した散布図を，図 1 に示します．

簡単な式なので日常診療で簡便に利用できます．

②2 歳以上〜 19 歳未満の正常血清 Cr 基準値は以下の 5 次式で推算可能です[1]．

　　男児：血清 Cr 基準値(mg/dL) $= -1.259Ht^5 + 7.815Ht^4 - 18.57Ht^3 + 21.39Ht^2 - 11.71Ht + 2.628$

　　女児：血清 Cr 基準値(mg/dL) $= -4.536Ht^5 + 27.16Ht^4 - 63.47Ht^3 + 72.43Ht^2 - 40.06Ht + 8.778$

表1 血清 Cr 基準値(mg/dL)

A

年齢	2.5 パーセンタイル	50 パーセンタイル	97.5 パーセンタイル
3〜5 か月	0.14	0.20	0.26
6〜8 か月	0.14	0.22	0.31
9〜11 か月	0.14	0.22	0.34
1 歳	0.16	0.23	0.32
2 歳	0.17	0.24	0.37
3 歳	0.21	0.27	0.37
4 歳	0.20	0.30	0.40
5 歳	0.25	0.34	0.45
6 歳	0.25	0.34	0.48
7 歳	0.28	0.37	0.49
8 歳	0.29	0.40	0.53
9 歳	0.34	0.41	0.51
10 歳	0.30	0.41	0.57
11 歳	0.35	0.45	0.58

B

年齢	2.5 パーセンタイル		50 パーセンタイル		97.5 パーセンタイル	
性別	男子	女子	男子	女子	男子	女子
12 歳	0.40	0.40	0.53	0.52	0.61	0.66
13 歳	0.42	0.41	0.59	0.53	0.80	0.69
14 歳	0.54	0.46	0.65	0.58	0.96	0.71
15 歳	0.48	0.47	0.68	0.56	0.93	0.72
16 歳	0.62	0.51	0.73	0.59	0.96	0.74

A：3 か月以上 12 歳未満(男女共通)．基準値は，中央値を中心に
95% の範囲で下限(2.5 パーセンタイル)から上限(97.5 パーセン
タイル)までとした．
B：12 歳以上 17 歳未満(男女別)．
(Uemura O, et al. : Clin Exp Nephrol 2011；15：694-699. より)

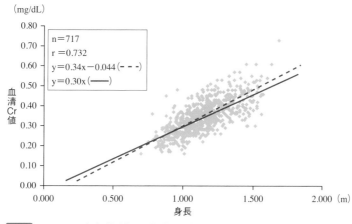

図1 2〜12 歳未満小児の血清 Cr 基準値と身長との関係
(Uemura O, et al. : Clin Exp Nephrol 2011；15：694-699. より)

血清 CysC 基準値

日本人小児の各年齢の血清 CysC 基準値を，**表2**[2,3]に示します．

　血清 CysC は血清 Cr と異なり筋肉量の影響を受けないため，重症心身障害児(者)・神経筋疾患・低栄養などで体格に比し筋肉量の少ない場合や運動選手などの筋肉量が著しく多い場合に対して有用です．

　血清 CysC の基準値は腎機能の発達とともに変化します．生後 3 か月で 1.1 mg/L 程度となり，1 歳で 0.9 mg/L 程度，2 歳ではほぼ成人と同様の 0.8 mg/L 程度になりその後，思春期後半に 0.7 mg/L 程度に低下します[4]．2 歳未満では生理的な腎機能低下があるため基準値は成人の基準値よりも高値であることに注意しましょう．なお血清 CysC は甲状腺ホルモンや HIV 感染，副腎皮質ステロイド薬などの影響をうけるため評価の際に注意が必要です．

表2 血清 CysC 基準値(mg/L)

A

年齢	2.5 パーセンタイル	50 パーセンタイル	97.5 パーセンタイル
3〜5 か月	0.88	1.06	1.26
6〜11 か月	0.72	0.98	1.25
12〜17 か月	0.72	0.91	1.14
18〜23 か月	0.71	0.85	1.04
2〜11 歳	0.61	0.78	0.95

B

年齢	2.5 パーセンタイル		50 パーセンタイル		97.5 パーセンタイル	
性別	男子	女子	男子	女子	男子	女子
12〜14 歳	0.71	0.61	0.86	0.74	1.04	0.91
15〜16 歳	0.53	0.46	0.75	0.61	0.92	0.85

A：3 か月以上 12 歳未満(男女共通)，B：12 歳以上 17 歳未満(男女別)．
(Yata N, et al.：Clin Exp Nephrol 2013；17：872-876. ／ Uemura O, et al.：Clin Exp Nephrol 2014；18：718-725. より)

表3 血清 β_2MG 基準値(mg/dL)：3 か月以上 17 歳未満(男女共通)

年齢	2.5 パーセンタイル	50 パーセンタイル	97.5 パーセンタイル	年齢	2.5 パーセンタイル	50 パーセンタイル	97.5 パーセンタイル
3〜5 か月	1.5	1.8	3.2	8 歳	1.0	1.4	2.5
6〜8 か月	1.4	1.8	2.6	9 歳	1.0	1.4	2.1
9〜11 か月	1.3	1.7	3.3	10 歳	0.9	1.3	1.9
1 歳	1.4	1.7	3.1	11 歳	1.0	1.3	2.3
2 歳	1.0	1.5	2.5	12 歳	1.0	1.3	1.8
3 歳	1.0	1.5	2.3	13 歳	1.0	1.3	1.8
4 歳	1.1	1.4	2.5	14 歳	0.9	1.3	2.0
5 歳	1.1	1.4	2.3	15 歳	0.8	1.2	1.8
6 歳	1.1	1.4	2.3	16 歳	0.8	1.2	1.8
7 歳	1.0	1.4	2.1	全年齢	1.0	1.4	2.3

(Ikezumi Y, et al.: Clin Exp Nephrol 2013；17：99-105. より)

　また CKD ステージが進行した際に血清 Cr と比較して上昇の程度が小さく腎機能低下を過小評価する可能性があるため注意が必要です[5]．現在日本では血清 CysC の測定は 3 か月に 1 回の保険適用となっています．

血清 β_2MG 基準値

　日本人小児の各年齢の血清 β_2MG 基準値を，**表3**[6]に示します．
　血清 β_2MG は筋肉量や年齢・性別の影響が非常に小さいため重症心身障害児(者)・神経筋疾患・低栄養などで体格に比し筋肉量の少ない状態の子どもに対して有用です．血清 β_2MG は炎症性疾患・悪性腫瘍・自己免疫疾患・甲状腺機能亢進症などで上昇し，甲状腺機能低下症などで低下することが知られています．

文献

1) Uemura O, et al.：Clin Exp Nephrol 2011；15：694-699.
2) Yata N, et al.：Clin Exp Nephrol 2013；17：872-876.
3) Uemura O, et al.：Clin Exp Nephrol 2014；18：718-725.
4) 日本腎臓学会(編)：腎機能の評価法：小児. CKD 診療ガイド 2012. 東京医学社，2012：22-24.〔https://jsn.or.jp/guideline/pdf/CKDguide2012.pdf〕〈閲覧日 2022.2.12〉
5) Uemura O, et al.：Clin Exp Nephrol 2011；15：535-538.
6) Ikezumi Y, et al.：Clin Exp Nephrol 2013；17：99-105.

日本人小児の糸球体濾過量の基準値と推算糸球体濾過量の算出方法を教えてください

✓ POINT!

▶ 日本小児腎臓病学会小児 CKD 対策委員会は，糸球体濾過量（GFR）を測定する簡便な方法として，1 回の血液検査で計算できる推算糸球体濾過量（eGFR）を作成した．

▶ eGFR の推算式には，血清クレアチニン（Cr）値を利用したもの 2 種類（5 次式と簡易式），血清シスタチン C（CysC）値を利用したもの 1 種類，血清 β_2 ミクログロブリン（β_2MG）値を利用したもの 1 種類があり腎機能障害の診断に利用できる．

▶ eGFR を利用して，日本人小児の GFR 基準値が作成された．

▶ GFR 基準値は，3 か月ごろは 90 mL/min/1.73 m² 前後で，1 歳半〜2 歳には成人値の 110 mL/min/1.73 m² 前後となる．

子どもの腎機能評価におけるこれまでの問題点と対策

　正確な糸球体濾過量（GFR）の評価にはイヌリンクリアランスの実施がゴールドスタンダードですが，検査手技が煩雑である上，自己排尿が確立していない乳幼児では蓄尿のための膀胱カテーテル留置という侵襲的な処置が必要です．このため日常診療で容易に子どもの腎機能を評価できるよう，日本小児腎臓病学会小児 CKD 対策委員会により日本人小児のための推算糸球体濾過量（eGFR）が作成されました．

　また，子どもの体表面積あたりの GFR は，出生時には成人のおよそ 20 〜 30% 程度であり，発育とともに成人の GFR に徐々に近づき 1 歳半〜2 歳前後で成人と同程度になります．このため 2 歳未満では体表面積あたりの GFR の正常値が成人と比較して低いために eGFR を使用した慢性腎臓病（CKD）のステージ判定ができません（図 1）[1]．

日本人小児の eGFR の求め方

　Q29 に示した日本人小児の各年齢の血清クレアチニン（Cr）基準値を作成した際のデータから，欧米人により作成された新 Schwartz 式[2] では正常思春期の子どもたちの一部が，CKD ステージ 2 と判定されることがわかりました（CKD ステージについては Q13 参照）[3]．このため日本人小児の eGFR には日本人特有の推算式を用いる必要があります．

　eGFR の推算式には，血清 Cr 値を利用したもの（2 種類），血清シスタチン C（CysC）値を利用したもの，血清 β_2 ミクログロブリン（β_2MG）値を利用したものがあります．eGFR の算出は血清 Cr 値を使用して算出することを基本とします．筋肉量が著しく少ない場合〔重症心身障害児（者），神経筋疾患，低栄養など〕や，著しく筋肉量が多い場合（スポーツ強化選手など）には信頼性が低下するため，CysC 値や β_2MG 値を用いた推算式の使用を考慮します．血清 Cr 値，血清 CysC 値，血清 β_2MG 値に基づく eGFR の推算式を利用したアプリが日本小児腎臓病学会から提供されています〔アプリの名称：〔日本小児 CKD - eGFR 計算〕（Android，iPhone 対応）〕．

　それぞれの年齢にあわせて使用できる推算式が異なりますので**図 2** を参照してください．

1. 日本人小児の血清 Cr 値を利用した eGFR 推算式

　急性腎障害を除けば，腎機能と血清 Cr は反比例することを利用して，2 つの eGFR 推算式が作

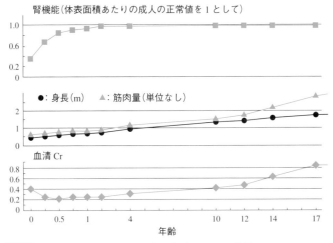

図1 子どもの各年齢の腎機能と血清 Cr の正常値
（上村　治：腎臓病小児のマネジメント．改訂第 2 版，診断と治療社，2016，15．より）

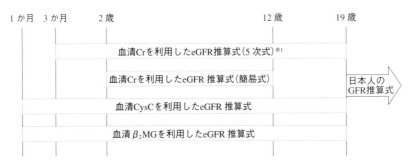

図2 それぞれの eGFR 推算式が使える年齢
※1：生後 3 か月から 2 歳までは 5 次式で算出した eGFR に係数をかけて補正する必要がある．

成されました．

① 2 歳以上 19 歳未満については，Q29 の 5 次式による Cr 基準値[4]を用いて，以下より求められます[5]．

Cr-eGFR（mL/min/1.73 m^2）

＝ 110.2 ×（血清 Cr 基準値（mg/dL）/ 血清 Cr 実測値（mg/dL））＋2.93

3 か月以上 2 歳未満の場合は，上記で算出した eGFR に "0.107 × ln（年齢［月］）＋ 0.656" をかけることで求められます[6]．

② 2 〜 12 歳未満については，男女ともに以下の簡易式で求められます[7]．

Cr-eGFR（mL/min/1.73 m^2）＝ 0.35 × 身長（cm）/ 血清 Cr（mg/dL）

2. 日本人小児の血清 CysC 値を利用した eGFR 推算式（1 か月〜 18 歳）[8]

CysC-eGFR（mL/min/1.73 m^2）＝ 104.1 × 1/ 血清 CysC（mg/L）− 7.80

血清 CysC 値を利用した eGFR 推算式は筋肉量が著しく少ない場合や運動選手などの筋肉量が著しく多い場合に役に立ちます．しかし 2 〜 11 歳の血清 CysC 基準値上限 0.95 mg/L（Q29 **表 2** 参照）では，CysC-eGFR は 101.8 mL/mL/1.73 m^2 と正常範囲となります．このように血清 CysC が基準値を超えていれば腎機能が低下している可能性があることに注意しましょう．

表1 小児 GFR 基準値（mL/min/1.73 m²）：3 か月以上 16 歳以下（男女共通）

月年齢	n	2.5 パーセンタイル	50 パーセンタイル	97.5 パーセンタイル	Mean	SD
3〜5 か月	17	76.6	91.7	106.7	91.7	9.5
6〜11 か月	47	75.7	98.5	133.0	100.8	15.8
12〜17 か月	31	83.3	106.3	132.6	106.6	13.7
18 か月〜16 歳	1,042	83.5	113.1	156.7	115.2	18.3

（Uemura O, et al.：Clin Exp Nephrol 2015；19：683-687.／Uemura O, et al.：Clin Exp Nephrol 2016；20：317-318. より）

3. 血清 β_2MG 値を利用した eGFR 推算式（1 か月〜18 歳）[9]

血清 β_2MG 値を利用した eGFR 推算式は，血清 CysC 値を利用した eGFR 推算式と同様に，筋肉量が著しく少ない場合や著しく多い場合に役に立ちます．

$$\beta_2\text{MG-eGFR}（\text{mL/min/1.73 m}^2）= 149.0 \times 1/\text{血清}\ \beta_2\text{MG}（\text{mg/L}）+9.15$$

4. 18 歳以上で使用する eGFR 推算式

成人領域では日本人を対象とした血清 Cr 値から eGFR を算出する以下の推算式が提唱され，広く用いられています[10]．

前出の 5 次式と下記式を用いた 18 歳の eGFR 推算値の差は，臨床での利用には許容範囲であり[11]，日本人小児の GFR 推算式と成人の GFR 推算式を連続的に使用ができます．

$$\text{eGFRcreat}（\text{mL/min/1.73 m}^2）= 194 \times \text{血清 Cr}（\text{mg/dL}）^{-1.094} \times \text{年齢}（歳）^{-0.287}$$

女性の場合には上記で算出した eGFR に 0.739 をかけることで求められます．

日本人小児の GFR 基準値

GFR の基準値を作成するために，正常者にイヌリンクリアランスを行うことは非現実的です．そのため，血清 Cr や血清 CysC の基準値が作成された際のデータを用い，前述の eGFR 推算式から GFR 基準値が作成されました．2〜16 歳は血清 Cr 値を利用した eGFR[5]を，3 か月〜2 歳は血清 CysC 値を利用した eGFR[8]が用いられています．なお症例数の非常に少なかった 3 か月未満と 17 歳以上は基準値の作成から省かれています．

これらの基準値は中央値を中心に 95% の範囲で，2.5 パーセンタイル値を下限，97.5 パーセンタイル値を上限として定められました．GFR 基準値は，3 か月ころは 90 mL/min/1.73 m² 前後で，1 歳半には成人値の 110 mL/min/1.73 m² 前後となります．

なお生後 18 か月から 16 歳の GFR 基準値下限は 83.5 mL/min/1.73 m² です（表 1[12, 13]）．CKD ステージ 2 は 90 mL/min/1.73 m² 未満ですが，GFR 83.5 以上 90 mL/min/1.73 m² 未満の場合は正常と扱ってよいことに注意しましょう．

文献

1) 上村　治：腎臓病小児のマネジメント．改訂第 2 版，診断と治療社，2016，15.
2) Schwartz GJ, et al.：J Am Soc Nephrol 2009；20：629-637.
3) Uemura O, et al.：Eur J Pediatr 2012；171：1401-1404.
4) Uemura O, et al.：Clin Exp Nephrol 2011；15：694-699.
5) Uemura O, et al.：Clin Exp Nephrol 2014；18：626-633.
6) Uemura O, et al.：Clin Exp Nephrol 2018；22：483-484.
7) Nagai T, et al.：Clin Exp Nephrol 2013；17：877-881.
8) Uemura O, et al.：Clin Exp Nephrol 2014；18：718-725.
9) Ikezumi Y, et al.：Clin Exp Nephrol 2015；19：450-457.
10) 日本腎臓学会（編）：エビデンスに基づく CKD 診療ガイドライン 2018．東京医学社，2018.
11) Uemura O, et al.：Nephrology（Carlton）2017；22：494-497.
12) Uemura O, et al.：Clin Exp Nephrol 2015；19：683-687.
13) Uemura O, et al.：Clin Exp Nephrol 2016；20：317-318.

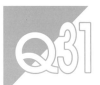

小児の血圧の基準値を教えてください

学校検尿 | 幼稚園検尿 | 3歳児検尿

✓ POINT!

▶水銀血圧計にかわり電子圧力柱血圧計またはアネロイド血圧計を用いた聴診法による測定と上腕式自動血圧計による測定が推奨される.

▶子どもの高血圧は, 2017年版の米国小児高血圧ガイドラインの血圧基準値における各年齢の95パーセンタイル以上の場合である.

▶小児慢性腎臓病(CKD)に伴う高血圧症は, 2017年版の米国小児高血圧ガイドラインの血圧基準値における各年齢の90パーセンタイル未満に管理することが望ましい.

▶子どもの高血圧症は二次性であることが多いため, 器質的疾患の存在を考えて精査する必要がある.

血圧計

聴診法による血圧測定の標準的機器であった水銀血圧計は, 水銀の環境汚染の問題から2021年以降の製造・輸入が禁止となりました. このため診察室での正確な血圧測定には電子圧力柱血圧計またはアネロイド血圧計を用いた聴診法による測定, および上腕式自動血圧計による測定が推奨されます. ほぼすべての自動血圧計で用いられているオシロメトリック法は半導体圧センサーで検出した動脈振動波を解析演算し血圧値を推定する方法で, 聴診法でのコロトコフ音の検出値とは原理が異なります. それぞれの自動血圧計の演算法は非公開ですが, 国際的な測定精度規格に従い測定精度が検証され, 合格基準を満たせば認可されます[1]. 自動血圧計は拡張期で水銀血圧計を用いた聴診法より低めを示す可能性が指摘されていますが, 最近の自動血圧計は以前のものと比較してかなり信頼性が高くなっています[2]. 近年のメタ解析でも自動血圧計は水銀血圧計との比較でも測定妥当性が高く, 臨床研究や疫学研究において, 子どもや青年の血圧測定に安全に使用することができることが示されています[3].

1. 推奨される診察室での血圧測定方法

①聴診法あるいは精度検証された自動血圧計を用います.

②安静が保持できる子どもでは支え台などに前腕を置きカフ(マンシェット)を心臓の高さに保ち, 座位の状態で3～5分の安静を維持したあとに右上腕の血圧を測定します[4].

乳幼児が啼泣している場合には, 保護者の協力を得てできるだけ安静状態に近づけ, 保護者の膝の上に座らせるなどの姿勢で測定を試みます[5].

③適切なサイズのカフを使用します(Q32参照).

④可能なら聴診法(電子圧力柱血圧計またはアネロイド血圧計)で測定します.

安静保持が困難な場合は自動血圧計の使用はやむを得ません[1].

⑤血圧は3回以上測定し, 安定した2つの測定値の平均を採用します[1].

米国のガイドラインでは, 一般的には自動電子血圧計で測定し, 初回の血圧が高い場合に(後述の血圧基準値の90パーセンタイル以上), 聴診法で2回測定しそれらの平均値をとることがすすめられています[4,5].

表1 2017年版の米国小児高血圧ガイドラインにおける50パーセンタイル身長小児の性別・年齢別血圧基準値

年齢 （歳）	男児			女児		
	90th	95th	95th + 12 mmHg	90th	95th	95th + 12 mmHg
1	100/53	103/55	115/67	100/56	103/60	115/72
2	102/56	106/59	118/71	103/60	106/64	118/76
3	103/59	107/62	119/74	104/62	108/66	120/78
4	105/62	108/66	120/78	106/65	109/69	121/81
5	106/65	109/69	121/81	107/67	110/71	122/83
6	107/68	111/71	123/83	108/69	111/72	123/84
7	109/70	112/73	124/85	109/70	112/73	124/85
8	110/71	114/74	126/86	110/72	113/74	125/86
9	110/73	115/76	127/88	111/73	114/75	126/87
10	112/74	116/77	128/89	112/73	116/76	128/88
11	114/75	118/78	130/90	114/74	118/77	130/89
12	117/75	121/78	133/90	118/75	122/78	134/90
13	121/75	125/78	137/90	121/76	124/79	136/91
14	126/77	130/81	142/93	122/76	125/80	137/92
15	128/79	132/83	144/95	122/77	126/81	138/93
16	129/80	134/84	146/96	123/77	127/81	139/93
17	131/81	135/85	147/97	124/77	127/81	139/93

（Flynn JT, et al.：Pediatrics 2017；140：e20171904. より）

子どもの血圧の基準値（表1）[4]

　現在，日本では小児高血圧症の治療ガイドラインとして，日本循環器学会などによる『先天性心疾患並びに小児期心疾患の診断検査と薬物療法ガイドライン（2018年改訂版）』と日本高血圧学会による『高血圧治療ガイドライン2019』の2つが存在します．これらのうち大規模データにより作成され，血圧値による治療方針が明確に示されているのは米国の基準値のみであり，前者では小児高血圧の基準値として『学校検尿のすべて　令和2年度改訂』と同じく2017年版の米国小児高血圧ガイドラインにおける50パーセンタイル身長小児の血圧基準が採用されています．この基準値は聴診法に基づいて作成されていますが，自動血圧計の精度が高くなってきている現状では本基準値を使用することは妥当と考えられます[2]．低身長や高身長の場合は，基準値よりも収縮期で3〜5mmHg，拡張期で1〜2mmHg異なる場合があります．基準値を超える血圧を認めた場合には，時間をあけてさらに2回の血圧測定を行い確認するとともに，異なる機会に繰り返して同様の測定を行います．常に血圧が基準値を超える場合には白衣性高血圧を除外する目的で家庭血圧測定や24時間自由行動下血圧測定（ABPM）を行います[1]．

子どもの血圧分類（表2）

　血圧は1歳以上13歳未満と13歳以上で**表2**のように分類されます[4]．高血圧Stage 1は高血圧症の管理が必要で，生活指導や薬物治療が必要となる場合もあるため専門機関への紹介が必要です．高血圧Stage 2は臓器障害などの合併症を引き起こす可能性があり，直ちに治療により血圧を下げる必要があるため早めに小児腎臓病専門施設に紹介してください．なお高血圧Stage 2の定義は2004年版の米国基準[6]と異なることに注意しましょう（以前の高血圧Stage 2の定義は99パーセン

表2 子どもの血圧分類

	1 歳以上 13 歳未満	13 歳以上
正常	収縮期・拡張期とも 90 パーセンタイル未満	収縮期・拡張期とも 120/80 mmHg 未満
高値血圧	収縮期または拡張期が 90 パーセンタイル以上 95 パーセンタイル未満 または 120/80 mmHg 以上 95 パーセンタイル未満	拡張期が 80 mmHg 未満であるが, 収縮期が 120 mmHg 以上 129 mmHg 未満
高血圧 Stage 1	収縮期または拡張期が 95 パーセンタイル以上 95 パーセンタイル +12 mmHg 未満 または 130/80 mmHg 以上 139/89 mmHg 以下	収縮期または拡張期が 130/80 mmHg 以上 139/89 mmHg 以下
高血圧 Stage 2	収縮期または拡張期が 95 パーセンタイル +12 mmHg 以上 または 140/90 mmHg 以上	収縮期または拡張期が 140/90 mmHg 以上

（Flynn JT, et al.：Pediatrics 2017；140：e20171904. より）

タイル +5 mmHg 以上). また高値血圧を異常と捉える必要はありませんが, 小児慢性腎臓病 (CKD)
など基礎疾患がある場合には治療対象となりますので注意が必要です. また, CKD 患児の血圧は
各年齢の 90 パーセンタイル未満になるように管理することが望ましいと考えられています. 表 1
に示した血圧値を参照してください.

小児 CKD に伴う高血圧症の特徴

　子どもの高血圧症の約 20% が CKD に起因する可能性があり, また小児期～青年期の CKD 患児
では約 50% が高血圧症であることが知られています[4]. 子どもにおいて治療介入を要する高血圧
症や低年齢にみられる高血圧症は, 腎性や腎血管性など二次性であることが多いため, 器質的疾患
の存在を考えて精査する必要があります. その中には, 腎瘢痕, 多発性囊胞腎または血管異常によ
る腎血管性の高血圧症をきたす症例があります. 多発性囊胞腎では, 降圧治療に難渋することがし
ばしばあります. 腎血管性高血圧症のうち子どもに特徴的なものとしては, Williams (ウィリアムズ)
症候群や線維筋性異形成症などの先天性のものです. 大動脈縮窄症 (例えば Williams 症候群などに
よる) では, 血圧コントロールの主な臓器が腎臓であるため, 上半身高血圧, 下半身正常血圧とな
ることが多く, 測定部位によって血圧が異なることがあることも知っておく必要があります. CKD
の場合には, 体液量増加, レニン性の高血圧症や, 薬剤使用 (ステロイド治療, カルシニューリン
阻害薬) による高血圧症をきたすことにも注意が必要です.

文献

1）日本高血圧学会高血圧治療ガイドライン作成委員会
　（編）：小児の高血圧. 高血圧治療ガイドライン 2019.
　ライフサイエンス出版, 2019, 164-167.

2）新井田麻美, 他：日腎会誌 2015；57：262-269.

3）Araujo-Moura K, et al.：Eur J Pediatr 2022；181：9-22.

4）Flynn JT, et al.：Pediatrics 2017；140：e20171904.

5）日本循環器学会, 他：先天性心疾患並びに小児期心疾
　患の診断検査と薬物療法ガイドライン (2018 年改訂
　版)〔https://www.j-circ.or.jp/old/guideline/pdf/JCS2018_
　Yasukochi.pdf〕〈閲覧日 2021.6.27〉

6）National High Blood Pressure Education Program Working
　Group on High Blood Pressure in Children and Adolescents：
　Pediatrics 2004；114：555-576.

小児の血圧計に使うカフ（マンシェット）の サイズを教えてください

✓ POINT!

▶子どもの血圧測定では，体格にあわせた適切なサイズのカフ（マンシェット）を選択することが大切である．

▶カフの巻き方は，指2本程度を挿入できる強さが適当である．

▌カフ（マンシェット）の選択

子どもの正確な血圧測定を行うためには，適切なサイズのカフを使用します[1,2]．

年齢別に表1[3,4]のカフ幅の目安を記載しますが，厳密には年齢よりも体格（上腕周囲長）にあわせる必要があります[5]．適切なカフは，ゴム嚢の幅が上腕周囲長の40%以上を超え，長さが上腕周囲を80%以上取り囲むものを選びます[1,3,5]．

小児期では体格の個人差が大きいため，各子どもに適切なカフを選ぶ必要がありますが[5]，上腕周囲長の計測は煩雑であるため（肩の力を抜き，肘を90度曲げた状態で肩峰と肘頭の中間点の周囲長を測定[1]），学校検診のように限られた時間に大勢の計測を行う場合には，簡便に年齢にあわせてカフを選択し，測定不能や異常値が出た場合にはカフサイズの変更を考慮することが実際的です[5]．

幅が広いカフは血圧の値が低めに測定され，反対に幅が狭いカフは高めに測定される傾向があります[6]．特に，幅が狭いカフでは，実際の血圧よりも高い圧を加えないと駆血ができないため，正確な値が出なくなります．一般に，1サイズ小さいカフを選択すると血圧は6〜9%上昇します[5]．

▌カフの巻き方

指2本程度を挿入できる強さが適当です．カフの巻き方が緩いと血圧値は高くなり，きついと低い値となります．緩すぎた場合，加圧した際に，カフの中のゴム嚢が外側に膨れ上がるため，上腕動脈を圧迫する加圧面積が減って圧迫が弱くなります．きつすぎた場合，最初から上腕が圧迫された状態となってしまうため，その分だけ血圧値が低くなり，また静脈の過度な圧迫が前腕のうっ血を引き起こし，血管音が聞き取りにくくなります．

▌肥満児の場合の血圧測定

肥満児の場合，正確な血圧測定が難しい場合があります．特にカフのゴム嚢の幅は狭くなりがちです．子どもや青年ではBMI値の上昇と上腕周囲長増加が関連するため，肥満児における正確な血圧測定には，より大きなカフを使用する必要があります[1]．

上腕長の2/3を覆う幅のカフで測定した血圧は，上腕周囲長の40%を超える幅のカフで測定した血圧より，収縮期血圧（10〜20 mmHg）も拡張期血圧（5〜10 mmHg）も有意に高値であることを示した研究もあります（図1）[7]．なお，この研究では水銀血圧計が使用されています．肥満児は特に適切なカフの選択に注意が必要です．

表1 カフ（マンシェット）幅の目安

	カフ幅
3〜6歳未満	7 cm
6〜9歳未満	9 cm
9歳以上	12〜13 cm（成人用）

（日本高血圧学会高血圧治療ガイドライン作成委員会（編）：小児の高血圧. 高血圧治療ガイドライン 2019. ライフサイエンス出版, 2019, 164-167.／日本循環器学会, 他：先天性心疾患並びに小児期心疾患の診断検査と薬物療法ガイドライン（2018年改訂版）〔https://www.j-circ.or.jp/old/guideline/pdf/JCS2018_Yasukochi.pdf〕〈閲覧日 2021.6.27〉より）

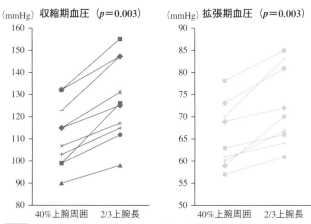

図1 肥満児のカフ（マンシェット）の選択と血圧（水銀血圧計）
（正木洋子, 他：日小児腎不全会誌 2005；25：212-215. より）

文献

1）Flynn JT, et al. ：Pediatrics 2017；140：e20171904.
2）日本腎臓学会（編）：血圧管理. 小児 CKD 診療ガイド 2012. 東京医学社, 2012：71-72.
3）日本高血圧学会高血圧治療ガイドライン作成委員会（編）：小児の高血圧. 高血圧治療ガイドライン 2019. ライフサイエンス出版, 2019, 164-167.
4）日本循環器学会, 他：先天性心疾患並びに小児期心疾患の診断検査と薬物療法ガイドライン（2018年改訂版）〔https://www.j-circ.or.jp/old/guideline/pdf/JCS2018_Yasukochi.pdf〕〈閲覧日 2021.6.27〉
5）内田敬子：慶應保健研 2018；36：67-72.
6）Gomez-Marin O, et al. ：J Hypertens 1992；10：1235-1241.
7）正木洋子, 他：日小児腎不全会誌 2005；25：212-215.

日本人小児の尿蛋白 / 尿クレアチニン比の基準値，評価法を教えてください

学校検尿　幼稚園検尿　3歳児検尿

✓ POINT！

▶子どもの尿蛋白は尿蛋白 / 尿クレアチニン(Cr)比を用いて正確に評価する．

▶特に濃縮尿で評価できないような場合は，尿蛋白 / 尿 Cr 比が有用である．

▶子ども，特に乳幼児では尿蛋白 / 尿 Cr 比の基準値は年齢により異なる．

尿蛋白評価法

　尿蛋白の定性検査として汎用されるのは，pH 指示薬の蛋白誤差を用いた尿試験紙法です．尿蛋白の定量検査法としては，色素比色法のピロガロールレッド法が最も一般的です．1 日蓄尿により1 日尿蛋白定量をするのが，尿蛋白評価のゴールドスタンダードです．簡易的には成人の1 日尿中クレアチニン(Cr)排泄量が 1 g 程度であることを利用して，1 回尿で尿蛋白 / 尿 Cr 比を測定し，1日尿蛋白量を推定します．しかし，子どもの1 日尿中 Cr 排泄量は年齢，体格によって異なるので注意が必要です．

1 日尿蛋白定量の基準値

　健康な人でも，わずかながら尿に蛋白が排泄されています．具体的な数値としては，成人で1 日あたり 40 ～ 120 mg 程度であり，150 mg 以上を異常と考えている場合が多いようです(1 日尿中 Cr排泄量が 1 g であれば，尿蛋白 / 尿 Cr 比は 0.15 g/gCr となります)．子どもの明らかな基準値はありませんが，4 mg/kg/day 以上を明らかな異常と考えればよいでしょう．

尿蛋白 / 尿 Cr 比の基準値

　2014 年に日本小児腎臓病学会小児 CKD 対策委員会により，3 歳から高校 3 年生 1,817 人分の尿蛋白 / 尿 Cr 比の測定結果が解析されました[1]．その結果から 3 ～ 5 歳児に限った尿蛋白 / 尿 Cr 比の 97.5 パーセンタイル値は 0.14 g/gCr と判明しました．

　国際的にも 3 歳以上の尿蛋白 / 尿 Cr 比は 0.15 ～ 0.20 g/gCr が基準値上限として採用されていること[2]，また成人では 0.15 g/gCr 以上を異常とされ慢性腎臓病(CKD)の定義にも明記されていることから[3]，3 歳以上は成人と同じく 0.15 g/gCr 以上を異常とすることが採用されました．なお 3 歳未満については海外のデータ[2]を採用しています(表 1)．

尿蛋白定性法の問題点

　体内で産生される Cr 量は，体格によってほぼ一定で 5 歳以降の子どもでは 20 mg/kg/day 以上が尿中に排泄されます．腎機能が安定している場合，腎臓から尿に排泄される Cr 量は一定と考えられます．尿 Cr 濃度は腎臓の糸球体で血液から濾過された原尿が，腎尿細管で水分が再吸収されたあとの尿に溶け込む Cr の濃度です．腎尿細管で再吸収される水分が多い場合(濃い尿：濃縮尿)は，尿 Cr 濃度は高値となり，再吸収される水分が少ない場合(薄い尿：希釈尿)は，尿 Cr 濃度は低値になります．尿蛋白が 1+(蛋白定量で 30 mg/dL)であっても，濃縮尿のため尿 Cr 値が高い場合(例え

表1 小児の尿蛋白 / 尿 Cr 比の基準値上限

年齢	尿蛋白 / 尿 Cr 比（g/gCr）
0.1 〜 0.5 歳 [2]	0.70
0.5 〜 1 歳 [2]	0.55
1 歳〜 2 歳 [2]	0.40
2 歳〜 3 歳 [2]	0.30
3 歳以上 [1]	0.15

表2 尿 Cr 濃度の違いによる尿定性値と尿蛋白 / 尿 Cr 比（g/gCr）の判定の違い（尿蛋白 / 尿 Cr 比 0.15 g/gCr 以上が異常）

尿蛋白定性値	尿蛋白半定量値※（mg/dL）	尿 Cr 値			
		50 mg/dL の場合	100 mg/dL の場合	200 mg/dL の場合	300 mg/dL の場合
−	15 未満	〜 0.3（尿定性検査では偽陰性）	〜 0.15	〜 0.075	〜 0.05
+/−	15 〜 30	0.3 〜 0.6（尿定性検査では偽陰性）	0.15 〜 0.3（尿定性検査では偽陰性）	0.075 〜 0.15	0.05 〜 0.10（尿定性検査では偽陽性）
1+	30 〜 100	0.6 〜 2.0	0.3 〜 1.0	0.15 〜 0.5	0.10 〜 0.33（尿定性検査では一部が偽陽性）

▓が偽陰性 / □が偽陽性になりえる.
※ 栄研化学株式会社 ウロペーパー®α III ‘栄研’ の場合.
（日本学校保健会：尿検査. 学校検尿のすべて 令和 2 年度改訂. 日本学校保健会，2021：26-33. より）

ば 300 mg/dL）には，尿蛋白 / 尿 Cr 比は 0.10 g/gCr で正常です．一方，先天性腎尿路異常（CAKUT）などで希釈尿となっている場合には，尿蛋白が +/−（蛋白定量で 15 mg/dL）であっても，尿 Cr 値が 50 mg/dL と低ければ尿蛋白 / 尿 Cr 比は 0.3 g/gCr で異常です．このように尿蛋白定性法では尿の濃縮や希釈の影響を受ける可能性があります（**表2**）[4]．

文献

1）本田雅敬：効率的・効果的な乳幼児腎疾患 スクリーニングに関する研究［H24- 特別・指定 -016］．平成 24 年度 厚生労働科学特別研究. 総括・分担研究報告書［研究代表者：本田雅敬］〔https://mhlw-grants.niph.go.jp/project/20814〕〈閲覧日 2022.1.8〉

2）van der Watt G, et al.：Laboratory Investigation of the Child with Suspected Renal Disease. In：Avner ED, et al.（eds），Pediatric Nephrology, seventh edition, USA, Springer, 2016：613-636.

3）日本腎臓学会（編）：CKD の診断と意義. エビデンスに基づく CKD 診療ガイドライン 2018. 東京医学社，2018：1-8.

4）日本学校保健会：尿検査. 学校検尿のすべて 令和 2 年度改訂. 日本学校保健会，2021：26-33.

Q34 超音波検査の必要性，判断基準を教えてください

✓ POINT!

▶小児期の慢性腎臓病(CKD)や末期腎不全の最多の原疾患は先天性腎尿路異常(CAKUT)であり，その早期発見のために最も有効な検査は超音波検査である．

▶肉眼的血尿でなくても沈渣赤血球数が多い場合には，尿路結石や腎泌尿器系腫瘍の除外診断が必要である．

▶低形成腎の診断は超音波検査による腎臓長軸径の測定が重要である．

超音波検査の観察項目

腎臓の観察では腎臓の有無，形状，腎実質輝度(肝腎コントラスト，脾腎コントラスト)，皮髄境界(CMD)，腎中心部エコー(CEC)の状態を確認します．

膀胱の観察では，尿の充満度，膀胱の形態や壁肥厚の有無，下部尿管拡張の有無を確認します．同時に，嚢胞・腫瘤様性病変，石灰化などについても観察します．

また腹部血管の観察では腎動脈の狭窄や左腎静脈の拡張の有無などを確認します．

先天性腎尿路異常(CAKUT)(表1)[1]

現在の学校検尿では慢性腎不全に移行する可能性のある慢性腎炎の発見に重点がおかれますが幼稚園検尿，3歳児検尿ではCAKUTの発見が最も重要視されます．CAKUTのうち低形成・異形成腎は小児期の慢性腎臓病(CKD)ステージ3以上や末期腎不全の最多の原疾患であり，乳幼児期で早期に発見されることが望ましいです(Q16参照)．

CAKUTでは明らかな検尿異常を呈することが少ないため，現行の3歳児検尿ではCAKUTの発見率は低く，学齢期以後に蛋白尿を契機に発見される例も少なくありません．CAKUTの発見には超音波検査が有用ですが，現在の乳幼児期の健康診査で超音波検査が実施されることは一般的ではありません(表2，図1)[2]．

1. フローチャート紹介基準2に該当する検尿有所見者に対する超音波検査の必要性

CAKUTでは，①尿細管障害に伴い尿β_2ミクログロブリン(β_2MG)が高値となる場合が多いこと(Q35参照)，②CAKUTに起因する尿路感染症(UTI)が起こりえることから，尿β_2MG/クレアチニン(Cr)比が基準値より高値の場合や白血球尿を著明に認める場合には超音波検査を実施しCAKUTの除外が必要です〔Q10；小児腎臓病診療施設(超音波検査実施可能施設)への紹介基準を参照〕．

また肉眼的血尿でなくても沈渣赤血球数が多い場合には超音波検査を実施し，ナットクラッカー現象(後述)や，尿路結石の有無，Wilms(ウィルムス)腫瘍や横紋筋肉腫などの悪性腫瘍の除外診断が必要です．なお表3の超音波検査所見を認める場合には小児腎臓病専門施設での精密検査が必要です．

先天性水腎症

先天性水腎症は腎盂・腎杯および尿管を含む尿路が先天的に拡張した病態です．原因として腎盂

表1 CAKUT の種類

腎臓	腎無形成，腎異形成，腎低形成，多嚢胞性異形成腎，馬蹄腎，重複腎盂尿管
尿管	異所開口尿管，尿管瘤，腎盂尿管移行部狭窄，尿管膀胱移行部狭窄，巨大尿管
膀胱	VUR，膀胱憩室
尿道	後部尿道弁

（木全貴久：先天性腎尿路異常（CAKUT）．日本小児腎臓病学会（編），小児腎臓病学．改訂第2版，診断と治療社，2017：337-346.）

表2 CAKUT を発見する手掛かりとなる超音波検査所見と発見される疾患

■ 尿路の拡張がある	
上部尿路疾患	先天性水腎症，巨大尿管，多嚢胞性異形成腎，尿管異所開口，前部尿道憩室，VUR など
下部尿路疾患	後部尿道弁，全部尿道憩室，神経因性膀胱など
■ 腎の形態やサイズ，輝度に問題がある	
	VUR による瘢痕腎，腎形成不全（低形成・異形成腎）
■ 腎が認められない（通常の後腹膜の位置に描出できない）	
	腎無形成，異所性腎（骨盤腎，変位腎）など

（坂井清英：日小児腎臓会誌 2018；31：1-11. をもとに作成）

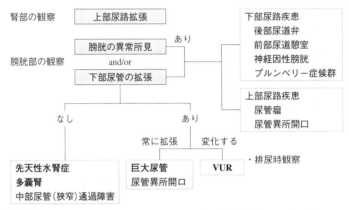

図1 尿路拡張が認められる CAKUT の超音波診断アルゴリズム
（坂井清英：日小児腎臓会誌 2018；31：1-11. より）

表3 小児腎臓病専門施設への紹介基準（学校検尿・幼稚園検尿・3歳児検尿）

水腎症	SFU 分類3度以上
片側腎長軸径	どちらか一方の腎臓の長軸径が –2SD 以下（表4参照）
腎長軸径左右差	1 cm 以上
腎臓・尿管の形態等の異常	・腎実質輝度の上昇 ・結石を疑わせる輝度の上昇と音響陰影 ・一側腎欠損 ・嚢胞，腫瘍 ・上部尿管拡張　など
膀胱形態・壁の異常	中等度以上の尿充満時に以下の所見がみられる場合 ・膀胱壁肥厚や不整，膀胱壁後面の下部尿管拡張

尿管移行部通過障害が最も頻度が高く，次いで膀胱尿管逆流（VUR），尿管膀胱移行部通過障害が多いと報告されています[3]．尿路が完全に閉塞していれば腎機能は廃絶しますが，不完全もしくは部分的な閉塞であれば水腎症となり，腎機能障害を呈することがあります．部分閉塞でも進行性に腎機能が悪化する場合があります[3]．水腎症は SFU（The Society for Fetal Urology）分類を用いて重症度が評価されます（**図2**）[4,5]．特に SFU 分類3度以上の場合で水腎症の増悪や腎機能障害が進行する場合には腎盂形成術の適応となる場合があります．

90

| 0度 | 1度 | 2度 | 3度 | 4度 |

0度：腎盂の拡張を認めない
1度：腎盂のみ観察される
2度：腎盂と数個の腎杯が観察される
3度：腎盂の拡張とすべての腎杯の拡張を認める
4度：腎盂・腎杯の拡張とともに腎実質の菲薄化を認める

図2 水腎症の重症度分類（SFU分類）

（小児泌尿器科学会学術委員会（編）：日小児泌会誌 2016；25：141. ／ Maizels M, et al.：J Urol 148；1992：609-614. より）

表4 身長による腎臓の長軸径の基準値（単位：cm）

身長(cm)	平均値	平均値 + 2SD 値	平均値 − 2SD 値	身長(cm)	平均値	平均値 + 2SD 値	平均値 − 2SD 値
50 〜 60	4.9	5.9	3.9	120 〜 130	8.2	9.4	7.0
60 〜 70	5.4	6.5	4.3	130 〜 140	8.6	10.1	7.2
70 〜 80	5.9	7.0	4.8	140 〜 150	9.3	10.7	7.9
80 〜 90	6.4	7.4	5.4	150 〜 160	9.9	11.3	8.4
90 〜 100	6.8	7.8	5.7	160 〜 170	10.2	11.7	8.7
100 〜 110	7.3	8.6	6.1	170 〜 180	10.6	12	9.2
110 〜 120	7.8	9.0	6.5				

平均値 −2SD 値以下の場合に低形成腎の可能性がある.
SD：標準偏差
（Fujita N, et al.：Clin Exp Nephrol 2022（in press）．より）

低形成・異形成腎と腎臓長軸径の予測基準値

　低形成・異形成腎は超音波検査で腎実質の輝度が高く CMD が不明瞭のことがあります.

　また低形成腎では腎長軸径が −2SD（標準偏差）以下です. 通常，片側性の低形成腎や無機能腎である場合は反対側の腎臓（健側腎）に代償性の肥大がみられますが，代償性肥大がみられない場合には，健側と思われた腎臓も低形成・異形性腎であることがあり，今後の CKD の進行に注意が必要です. このため腎臓長軸径の評価が非常に重要です.

　簡易的に腎臓長軸径の予測基準値は下記の 1 次式で推測できます[6].

　腎臓長軸径の予測基準値(cm) ＝ 5 ×身長(m) ＋ 2

　なお，正常下限は簡易的に "腎臓長軸径の予測基準値" に 0.85 をかけた数値になります. 腎臓長軸径の予測基準値から約 1 cm 小さい場合には，各身長による「低形成腎の可能性のある値」（**表4**）の確認が必要です.

ナットクラッカー現象

　ナットクラッカー現象は左腎静脈が腹部大動脈と上腸間膜動脈との間に挟まれて左腎静脈の還流障害と左腎のうっ血を起こす状態で，腹部超音波検査で診断できます（**図3，4**）[7]. 思春期の内臓脂肪の少ないやせ型の子どもに多く，左腎杯や尿管からの穿破出血により血尿を呈し，思春期の

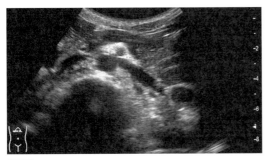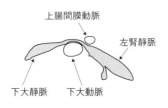

図3 ナットクラッカー現象の腹部超音波検査写真と模式図

(日本学校保健会：腎臓病の画像検査．学校検尿のすべて　令和2年度改訂．日本学校保健会，2021：44-48．より)

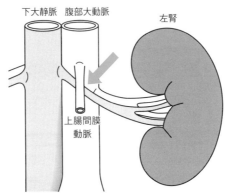

図4 正面からみたナットクラッカー現象
の位置関係

➡：この部分がナットクラッカー現象．

非糸球体性血尿の中で多くを占めるとされています[8]．ナットクラッカー現象は血尿などの尿検査が正常な健常小児でも観察される非特異的な所見であるため，尿検査異常の原因とは確定できません．ナットクラッカー現象が疑われる場合には左精索静脈瘤の有無を確認しましょう．

文献

1) 木全貴久：先天性腎尿路異常(CAKUT)．日本小児腎臓病学会(編)，小児腎臓病学．改訂第2版，診断と治療社，2017：337-346.
2) 坂井清英：日小児腎臓会誌 2018；31：1-11.
3) 小児泌尿器科学会学術委員会(編)：日小児泌会誌 2016；25：76-121.
4) 小児泌尿器科学会学術委員会(編)：日小児泌会誌 2016；25：141.
5) Maizels M, et al.：J Urol 148；1992：609-614.
6) Fujita N, et al.：Clin Exp Nephrol 2022(in press).
7) 日本学校保健会：腎臓病の画像検査．学校検尿のすべて　令和2年度改訂．日本学校保健会，2021：44-48.
8) 血尿診断ガイドライン編集委員会(編)：血尿診断ガイドライン2013．ライフサイエンス出版，2013.

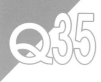

日本人小児の尿 β_2 ミクログロブリン／尿クレアチニン比の基準値，評価法を教えてください

学校検尿　幼稚園検尿　3歳児検尿

✓ POINT!

▶先天性腎尿路異常（CAKUT）の早期発見には尿蛋白／尿クレアチニン（Cr）比よりも尿 β_2 ミクログロブリン（β_2MG）の測定が優れている．

▶尿 β_2MG の評価には尿 β_2MG／尿 Cr 比を用いる．

▶尿 β_2MG／尿 Cr 比の基準値は年齢により異なり 3 ～ 5 歳では 0.50 μg/mgCr 未満，6 ～ 11 歳では 0.35 μg/mgCr 未満，12 ～ 17 歳では 0.30 μg/mgCr 未満である [1]．

β_2 ミクログロブリン（β_2MG）

　β_2MG はすべての有核細胞の細胞膜表面にひろく分布している低分子量蛋白です．感染や炎症がなければ，β_2MG の体内産生量はほぼ一定で，血中に分泌されたあと，速やかに腎糸球体で濾過されます．正常では大部分が近位尿細管で再吸収・分解され，尿中には極めて微量しか排泄されませんが，近位尿細管上皮細胞での再吸収が障害されると，尿中への排泄が増加します（尿細管性蛋白尿）．

　尿路感染症（UTI），急性腎障害，慢性腎臓病（CKD），間質性腎炎など尿細管の異常をきたす疾患で高値となりますが，特に先天性腎尿路異常（CAKUT）では尿細管機能障害をきたしていることがあり [2]，尿 β_2MG が高値となることがあります．このため尿 β_2MG が高値の子どもでは尿細管機能や腎機能の評価，および CAKUT の除外が必要です．また男児で尿 β_2MG が 10,000 μg/L を超える場合は Dent（デント）病が疑われます．Dent 病は X 連鎖性遺伝であり，母親の尿 β_2MG 測定も重要です．なお悪性腫瘍や炎症性疾患では血漿中に β_2MG が過剰産生され再吸収限界値を超えるため，尿 β_2MG 濃度が上昇します．

尿 β_2MG の評価法

　近年の検討では尿 β_2MG 濃度（μg/L）を尿クレアチニン（Cr）濃度（mg/dL）で割って算出する尿 β_2MG／尿 Cr 比で評価されます．それぞれの単位が異なるため，具体的には下記の式で補正します．

　尿 β_2MG／尿 Cr 比（μg/mgCr）＝尿 β_2MG 濃度（μg/L）÷尿 Cr 濃度（mg/dL）÷ 10

尿 β_2MG／尿 Cr 比の基準値

　2014 年に日本小児腎臓病学会小児 CKD 対策委員会の解析で，実際の 3 歳から高校 3 年生 1,817 人分の尿を用いた尿 β_2MG／尿 Cr 比の測定結果 [2] から，**表 1** [1,3] の基準が作成されました．

　通常の尿蛋白定性検査ではどの CKD ステージの CAKUT を発見するにも不十分ですが，尿 β_2MG／尿 Cr 比は 3 ～ 5 歳，6 ～ 11 歳，12 ～ 17 歳の各群で CKD ステージ 3 以上の児童・生徒をみつけるには感度・特異度とも尿蛋白／尿 Cr 比よりも優れていることが報告されています（**表 2**）[4]．

表1 精密検査がすすめられる
尿 β_2MG / 尿 Cr 比の基準

3 ～ 5 歳	0.50 μg/mgCr 以上
6 ～ 11 歳	0.35 μg/mgCr 以上
12 ～ 17 歳	0.30 μg/mgCr 以上

(本田雅敬：効率的・効果的な乳幼児腎疾患スクリーニングに関する研究［H24- 特別・指定-016］．平成 24 年度　厚生労働科学特別研究．総括·分担研究報告書［研究代表者：本田雅敬］〔https://mhlw-grants.niph.go.jp/project/20814〕〈閲覧日 2022.1.8)〕／日本学校保健会：尿検査．学校検尿のすべて　令和 2 年度改訂．日本学校保健会，2021：26-33．より)

表2 CAKUT の患児(3 ～ 17 歳以下)を対象とした各検査法の感度

	対象	尿蛋白定性(+/−)	尿蛋白定性(+)	尿蛋白 /Cr 比	尿 β_2MG/Cr 比	尿アルブミン /Cr 比	尿 α_1MG/Cr 比
CKD ステージ 2	37 名	29.7%	10.8%	48.6%	50.0%	48.6%	54.1%
CKD ステージ 3	34 名	44.1%	23.5%	64.7%	82.4%	64.7%	79.4%
CKD ステージ 4	6 名	100%	100%	100%	100%	100%	100%

(Hamada R, et al.：Pediatr Nephrol 2022；37(in press)．より)

文献

1) 本田雅敬：効率的・効果的な乳幼児腎疾患 スクリーニングに関する研究 ［H24- 特別・指定 -016］．平成 24 年度　厚生労働科学特別研究．総括・分担研究報告書 ［研究代表者：本田雅敬］〔https://mhlw-grants.niph.go.jp/project/20814〕〈閲覧日 2022.1.8)〕
2) 「腎・泌尿器系の希少・難治性疾患群に関する診断基準・診療ガイドラインの確立」研究班(編)：低形成・異形成腎を中心とした先天性腎尿路異常(CAKUT)の腎機能障害進行抑制のためのガイドライン．診断と治療社，2016．
3) 日本学校保健会：尿検査．学校検尿のすべて　令和 2 年度改訂．日本学校保健会，2021：26-33．
4) Hamada R, et al.：Pediatr Nephrol 2022；37(in press)．

Chapter 6 管理

検尿有所見者の食事管理は
どのようにしますか？

✓ POINT!

▶無症候性の検尿有所見者に食事管理が必要になることはほとんどない.

▶より重症な患者でも，浮腫や高血圧症，電解質異常などがなければ食事管理は不要である.

▶子どもの場合は先天性の疾患が多く，塩分制限をしてはならない場合や塩分負荷が必要な場合があるため，小児腎臓専門医の指示に従う.

▶副腎皮質ステロイド薬の内服中で食欲が亢進している患児には，過食をしないように配慮する必要がある.

腎疾患患者の食事管理には，塩分制限，蛋白制限やカリウム制限があります．どの腎臓病であっても，内服治療や透析療法で管理できない高血圧症や浮腫，電解質の異常などがある場合は水分量や食事，運動などの厳密な管理が必要となります．しかし腎臓の機能が低下している場合であっても，腎臓の機能が正常の半分以上あり症状が安定している場合には，食事制限は必要ありません.

塩分制限

浮腫や高血圧症などがみられる場合には塩分制限を行うことがあります．ただし，子どものネフローゼ症候群においては浮腫がみられても副腎皮質ステロイド薬による治療開始後，2週間程度の短期間で尿蛋白が減って尿量が増える利尿期となることが多いので，軽い浮腫のみであれば塩分制限が必要になることはありません．無理な塩分制限により食事量が減ることで摂取する熱量や栄養が不足しないように患児に応じて塩分制限を解除していくことも検討します．しかし，スナック，ファストフード，冷凍食品などには比較的多くの塩分が含まれているため，利尿期までの浮腫がある時期にはできるだけ避けることをすすめます．また塩分の多い食品素材を避けることや，食事の際に塩，しょうゆ，ソースなどを使いすぎないなどの工夫も説明するとよいでしょう.

また気をつけなければならないのは，子どもの場合，塩分制限をしてはならない腎疾患があることです．子どもの腎不全となる疾患の半数は先天性腎尿路異常（CAKUT）で，その中に塩類喪失型の疾患が多くあります．塩類喪失型の疾患は体内のナトリウム（Na）を維持することができず，Naが尿中に漏出してしまいます．そのような患児に塩分制限をすると，低Na血症になるだけでなく，活動性の低下，成長障害などにつながり逆効果となるため，食事管理は小児腎臓専門医に委ねるべきでしょう.

たんぱく質制限

成人においては尿蛋白が多いときや腎機能が低下しているときには食事中のたんぱく質が制限されてきました．しかし小児慢性腎臓病（CKD）患者ではたんぱく質の摂取制限により腎機能障害が進行することを抑制する効果は明らかではないため，摂取制限を行わないことが推奨されます[1]．このため子どもの場合は体の成長を考え，同年齢の子どもと同等のたんぱく質を摂取します．一方で，進行した小児CKD患者にみられる高リン血症や高窒素血症に対しては，推奨量以上のたんぱく質摂取は控えるように栄養指導を行う必要があります.

表1 食事制限の目安

表1 食事制限の目安

	慢性腎炎症候群	急性腎炎症候群	ネフローゼ症候群	慢性腎臓病（腎機能が低下している，あるいは透析中）
浮腫や高血圧症などの症状があるとき	1日塩分摂取量の目安[*1]を参考に食欲を失わない程度の塩分制限を行う．	水分制限．塩分制限も1日1〜3g程度から開始する（ただし食欲を失わない程度で）．	水分制限は状態によって主治医が判断する．1日塩分摂取量の目安[*1]を参考に食欲を失わない程度の塩分制限を行う．たんぱく質は年齢相当の量[*2]を摂取する．	水分制限．1日塩分摂取量の目安[*1]を参考に食欲を失わない程度の塩分制限を行う[*3]．たんぱく質は年齢相当の量[*2]を摂取する．高カリウム血症がある場合はカリウム制限も行う．
浮腫や高血圧症などの症状がないとき	制限なし			

[*1]：1日塩分摂取量の目安は3〜5歳で4.5g未満，6〜9歳で6g未満，10〜17歳で8g未満[3]．
[*2]：1日蛋白質摂取量の目安は3〜5歳で25g，6〜9歳で30〜40g，10〜17歳で男児は50〜65g，女児は50〜55g[3]．
[*3]：小児の腎不全で多いCAKUTでNaが尿に漏れやすいタイプの場合は，体内の塩分や水分が不足して脱水になりやすい状態になる．たとえ腎機能が悪くても尿量が多い場合は塩分が通常より多く必要になることもある．
（日本学校保健会：子供の腎臓病の管理．学校検尿のすべて　令和2年度改訂．日本学校保健会，2021：60-68．より改変）

無症候性検尿有所見者の食事制限

　学校検尿や3歳児検尿でみつかる浮腫や高血圧症を認めない無症候性の検尿有所見者では，食事管理が必要となることはほとんどありません．

急性腎炎症候群や慢性腎炎症候群における食事制限

　浮腫や高血圧症を認める場合には塩分制限が必要となることがあります．また腎機能障害により高リン血症や高窒素血症を認める場合には，一時的にたんぱく質制限が必要となることがあります．腎炎の病勢が改善傾向となれば食事制限の必要がなくなります．

副腎皮質ステロイド薬を内服する患者の食事制限

　ネフローゼ症候群や慢性糸球体腎炎などで副腎皮質ステロイド薬による治療を受けていると，多くの場合に副腎皮質ステロイド薬の副作用で食欲亢進による過食がみられます．過食が続くと肥満になるだけではなく，耐糖能異常，体重増加による運動量の低下から肥満の増悪などにつながります．このため年齢や体格に見合った食事量となるように気をつける必要があります．

　いずれの場合においても，子どもにおける強い食事制限は摂取熱量の低下につながり成長や発育を遅らせる恐れがあります．学校給食，同胞との食事などにおいて必要以上の制限をすることによる心理的な悪影響についても考え，最小限の制限とすることが大切です．子どもの食事制限の目安を**表1**[2]に示します．また，小児CKDにおける食事制限については，『慢性腎臓病に対する食事療法基準2014』や『エビデンスに基づくCKD診療ガイドライン2018』も参考としてください．

文献

1）日本腎臓学会（編）：エビデンスに基づくCKD診療ガイドライン2018．東京医学社，2018．
2）日本学校保健会：子供の腎臓病の管理．学校検尿のすべて　令和2年度改訂．日本学校保健会，2021：60-68．
3）厚生労働省健康局がん対策・健康増進課栄養指導室：「日本人の食事摂取基準（2015年版）策定検討会」報告書．2014年3月〔https://www.mhlw.go.jp/stf/shingi/0000041824.html〕〈閲覧日2021.9.1〉

Chapter 6

管理

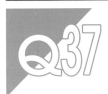

検尿有所見者の運動制限は
どのようにしますか？

学校検尿 幼稚園検尿 ３歳児検尿

✓ POINT!

▶腎疾患に関して運動制限が腎臓病の長期予後を改善するというエビデンスはない．

▶浮腫や高血圧症があるときや状態が安定しないときには，運動制限を検討する．

▶生活の質の向上のため必要以上の運動制限を行わない．

▌小児腎疾患患者に対する運動制限に関するエビデンス

これまでのところ，腎臓病の長期予後を改善するという観点から，運動制限が有用であるというエビデンスは幼稚園児から高校生までを通して明らかではありません[1]．一方で小児慢性腎臓病（CKD）患者では QOL や運動機能，呼吸機能の点から軽度から中等度の運動を行うように提案されています[2]．進学に支障をきたすなど，社会的な影響もあり，子どもに運動制限を含む生活規制を行うことは，単に身体的な面ばかりの問題ではありません．体育への参加は十分に注意して指導することが大切です．以前は運動が腎臓の機能を悪化させると考えられていましたが，現在は腎臓の機能を悪化させることはなく，生活の質の向上につながると考えられています．実際に管理を行う際には，学校生活管理指導表も参考に主治医，患児と保護者で相談し一人ひとりの児童・生徒にあった運動を指導します．

▌小児腎疾患患者に対する運動制限の考え方

高血圧症や浮腫，電解質の異常などが内服治療や透析療法で管理できない場合は，どの腎臓病であっても水分量や食事制限が必要になるのと同様に，運動の厳密な管理も必要となります．検尿有所見者における運動制限の基本的な考え方を**表1**に示します．学校生活管理指導表の管理指導区分「A」（在宅医療もしくは入院治療）と管理指導区分「B」（教室内の学習のみ）がこれに該当します．しかし，腎臓の機能が低下していても，正常の場合の半分以上あり上記の高血圧や浮腫などを認めず，症状が安定している場合には，運動の制限は必要ありません．また，1日30分以上の有酸素運動を週に5日行うことで，CKD の透析導入前の状態において，心血管イベントを減らし，高血圧症を改善し，生活の質を上げることができるといわれており，ガイドラインでも推奨されています[3]．腎移植後に定期的に有酸素運動を継続した場合に，成人において身体機能が向上し，短期的には腎臓の機能の悪化がみられなかったという報告もあります[4]．

▌学校生活管理指導表における運動強度の区分と有酸素運動

学校生活管理指導表の「中等度の運動」と「強い運動」との大きな違いは息苦しさを伴うか，伴わないかです．運動種目の中でも試合形式の運動は後者に入りますが，個人の参加の仕方によっても異なります．なお有酸素運動とは運動強度で「中等度の運動」にあたります．有酸素運動として代表的なものは歩行，水泳，ジョギングなどであり，推奨されるのは中等度の運動（会話しながら続けられる程度であり，息切れで会話ができなければ強すぎ，歌が歌えるくらいの余裕があれば弱すぎる）です．歩行であれば15分以上を1日2回，週3〜5日でもよいとされています．

表1 検尿有所見者における運動制限の基本的な考え方

指導区分	
A. 在宅	急性腎炎症候群で高血圧症や浮腫を合併している場合 ネフローゼ症候群の浮腫で水分制限が必要な場合
B. 教室内学習のみ C. 軽い運動のみ	ネフローゼ症候群で浮腫がある場合 慢性腎臓病で高血圧症を呈していて不安定な状態の場合
D. 軽い運動および中等度の運動のみ	慢性糸球体腎炎で中等度から高度の蛋白尿がある場合 ネフローゼ症候群で尿蛋白が 2+ 以上，あるいは尿蛋白 / 尿 Cr 比で 0.5 g/gCr 以上の場合 慢性腎臓病で正常の半分以下の腎機能障害がある場合
E. 普通生活	慢性糸球体腎炎や急性腎炎症候群の回復期で軽度蛋白尿または血尿のみの場合 ネフローゼ症候群の寛解期 CKD で腎機能が正常の半分以上の場合

学校生活管理指導表を腎臓病の子どもたちに用いる場合には，運動会，体育祭，球技大会，新体力テストなどの運動を行う学校行事への参加の可否と給食の可否を記載します．前者は運動種目だけでなく，個人の参加の仕方も考慮して決めます．

学校生活管理指導表の管理指導区分

1. 管理指導区分 A，B，C

学校生活管理指導表の管理指導区分「A」に該当する状態は学校における体育活動はもちろん，教室における学習も出席できない段階です．急性腎炎症候群で高血圧症や浮腫を合併している場合やネフローゼ症候群の浮腫で水分の制限が必要など入院中の場合や本来は入院が必要だが状況によって自宅療養をしている場合が該当します．管理指導区分「B」と「C」は腎疾患の活動性が高く，高血圧症や浮腫などの症状が不安定な場合に，患児の状態によって教室での学習だけなら受けることが可能な状態なら「B」，軽い運動もできる状態なら「C」と主治医が判断します．ネフローゼ症候群の浮腫がある場合や腎機能が低下し，高血圧症を呈していて不安定な状態のものなどには「B」と指示します．このような状態では基本的に運動部活動はすべて禁止になります．

2. 管理指導区分 D，E

学校生活管理指導表の「D」は慢性糸球体腎炎で中等度から高度の蛋白尿がある場合や腎機能が正常の半分以下になっている場合，ネフローゼ症候群で尿蛋白が 2+ 以上，あるいは尿蛋白 / 尿クレアチニン（Cr）比で 0.5 g/gCr 以上の場合に主治医が選択します．CKD 患者では，様々なガイドラインで特に有酸素運動（運動強度「中等度の運動」）を 1 日 30 分以上行うことがすすめられています．また肥満による腎臓への負担もあるため，運動をして肥満を防ぐこともすすめられます．「D」区分に該当する子どもたちに対しては長時間の激しい体育（長時間の縄跳び，持久走，マラソン，競泳，遠泳など），激しい運動を伴うクラブ・部活動を禁止しますが，それ以外の有酸素運動に相当する体育，クラブ，部活動には参加できます．この場合には指導区分は「E」としてコメントで長時間競争するマラソンや競泳のみ禁止と記載され，特に試合への参加は禁止しない主治医も多いです．治療のために副腎皮質ステロイド薬を長期間大量に服用している場合や長期間の安静臥床を要していた場合には骨粗鬆症により骨折の危険があります．マット運動，跳び箱，鉄棒，柔道などの強く背骨をぶつける運動は控える必要があります．またワルファリンなどの抗凝固薬を内服していると出血の危険があります．この場合は強い身体的接触のある運動や頭を強くぶつける可能性がある運動は控えるようにします．腎臓病では疾患の活動性，内服薬の内容などによってコメント欄の記載が

多くなることが特徴です．指導区分「D」に該当する状態であっても，マラソンや競泳などの長時間競争する運動も含めて，患児や保護者の意向を考慮して主治医がすべての運動を許可する安静度「E」と判断することもあります．運動部は学校や生徒によって活動の内容や参加の仕方が様々なので，選手を目指すような運動のみ禁止とされることがあります．しかし主治医の判断で患児の状態や患児や保護者の意向を考慮して，許可されることもあります．

　「E」はネフローゼ症候群で寛解しているとき，慢性糸球体腎炎や急性腎炎症候群が回復して蛋白尿が軽度のとき，血尿のみのとき，腎機能は低下しているが正常の半分以上に維持されているときに指示されます．この指示では学校内の生活，体育，運動部活動すべてを健常児と同様に行えます．

📖 文献

1）山川　聡，他：日小児腎臓病会誌 2012；25：19-26.
2）日本腎臓学会（編）：エビデンスに基づく CKD 診療ガイドライン 2018. 東京医学社，2018.
3）KDIGO 2012 Clinical Practice Guideline for the Evaluation and Management of Chronic Kidney Disease〔https://kdigo.org/wp-content/uploads/2017/02/KDIGO_2012_CKD_GL.pdf〕〈閲覧日 2021.9.1〉
4）Painter PL, et al.：Transplantation 2002；74：42-48.

学校検尿，3歳児検尿の課題

●学校検尿の現状と問題点

日本で世界でもまれな学校検尿が始まって約50年が経過し，全国で行政，学校，医師会，小児腎臓専門医などの努力で継続されてきました．2014年，文部科学省は学校保健会を通じて「平成25年度学校生活における健康管理に関する調査事業報告書」で学校検尿の調査を行いました[1,2]．その中で管理指導表の利用状況を調べました．管理指導表は検尿有所見者の指導だけでなく，精密検診の受診状況や受診後の結果を把握できる有用なツールで，各都道府県の疾病の違いや疫学的なデータを取得することも可能です．しかし，検尿有所見者に管理指導表を使用している学校は全国の約60%で，要精密検診（精検）となった児童・生徒に提出を求めている学校は全体の約半数でした（図1）．これらは都道府県ごとにかなり異なり，20%のところからほぼ100%使用しているところまで様々でした．また，尿検査の判定も +/- と 1+ に分かれ（図2），2回目の尿検査をしていない学校が12%ある一方で，2回目に尿沈渣や白血球，尿蛋白 / 尿クレアチニン（Cr）比の測定なども一部の学校では行われるなど，統一されていません．精密検診に関しても，集団で行っている方式や指定医方式もありますが，約 2/3 の学校は保護者の判断に任せているため，精密検診の方法や有所見者への対応も一定でなく，都道府県で対応がかなり異なっています（図3）．また，精密検診を受けているかどうかは約 1/5 の学校で把握されていないという結果でしたが，データをきちんと把握している学校は半分以下と推測できます．関係者の皆様に努力していただいても，精密検診を受けないために治療が遅れる児童・生徒がみられる可能性を最も心配しています．

2012年，『学校検尿のすべて－平成23年度改訂』[3]が刊行され，専門医紹介基準や緊急受診システム，腎機能障害をみるための新たな Cr 基準値，運動制限の緩和などが新たに記載されました．しかし，2014年の調査で2012年の改訂を知っている学校が半数以下であり，十分なシステムの周知は難しいと考え2015年に『小児の検尿マニュアル』を学会から出版しました[1,2]．2021年の『学校検尿のすべて令和2年度改訂』[4]では精密検診での尿蛋白 / 尿 Cr や尿 β_2 ミクログロブリン（β_2MG）/ 尿 Cr の導入，超音波検査を行う基準や超音波検査を行う小児腎臓病診療施設の必要性を記載しました．その結果を新たに本マニュアルには反映しています．

学校検尿で発見された検尿有所見者が適切に発見され，精密検診が行われ，専門医に受診できるようにするには，都道府県，市区町村の教育委員会や医師会が小児腎臓専門医と話し合うことが重要です．日本小児腎臓病学会では，各都道府県に都道府県代表小児 CKD 対策委員を任命し，適切なシステムの構築を望んでいます．また検尿の成果が分かるような疫学研究のシステムの構築も必要と考えています．現在は市区町村レベルで考えられることが多いですが，小児腎臓病専門施設とも連携した適切なシステムを都道府県単位で考える対策委員会の設立をお願いします．

● 3歳児検尿の現状と問題点

3歳児検尿については日本小児腎臓病学会が2008年，その実態について全国調査を行いました[5]．全国ほとんどの市区町村で3歳児の検尿が実施され，受診率も87%と良好でしたが，1次検尿の方法は様々で，約70%の自治体では検尿を1回のみしか行わず，蛋白以外には潜血，糖が80～90%，その他一部で白血球，亜硝酸塩が調べられ，学校検尿と同様に市区町村ごとで方法は様々でした．精密検診を行う方法も一定ではなく，多くは医療機関での精密検診が勧奨されるのみでした．

しかし，学会評議員（現・代議員）の多くが3歳児検尿システムの見直しが必要と考えていたことなどが明らかになり，全国一律のスクリーニングシステムを確立するとともに，診療所での対応，専門医紹介基準を明らかにする検討をはじめました．平成24年度に，厚生省労働科学特別研究

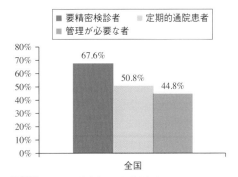

図1 管理指導表提出者（学校）
管理指導表を使用している学校 58.8% のうちの回答のため，実際の頻度は半数以下.

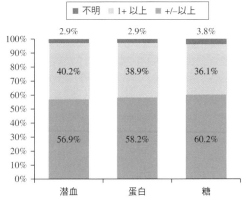

図2 検尿の異常判定（全国，学校）

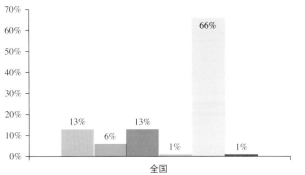

図3 精密検診の方法

（H24- 特別・指定 -016，研究代表者：本田雅敬）で検討を行い，3 歳児検尿の実態，先天性腎尿路異常（CAKUT）発見のための方法などを検討し，効果的·効率的なスクリーニング方法を提案，フローチャートを作成しました．平成 25 年度には，フローチャートの標準化を目指してモデル的運用（厚生労働科学研究：成育疾患克服等次世代育成基盤研究事業 H25- 次世代・一般 -003，研究代表者：岡　明）を行い，その成果を発表しました.

　現在の方式では 1 回の検尿のみでは陽性者が多すぎることから 2 回必要なこと，尿蛋白のみでは CAKUT の発見が難しいこと，精密検診の方法や受診方法が確立されていないことなどが課題でした．3 歳児検尿も学校検尿と同様に，各都道府県単位で小児腎臓専門医，医師会，都道府県母子保健担当者が方針を話し合い，各市区町村と連携する形が望ましいと考えています.

📖 **文献**

1）日本学校保健会：平成 25 年度学校生活における健康管理に関する調査事業報告書. 学校保健ポータルサイト〔https://www.gakkohoken.jp/books/ebook_H260030/H260030.pdf〕〈閲覧日 2022.1.5〉
2）後藤芳充，他：学校検尿に関する全国調査結果　第一報 ―システム編―. 小児保健研 2016；75：609-615.
3）日本学校保健会：学校検尿のすべて　平成 23 年度改訂. 日本学校保健会，2012.
4）日本学校保健会：学校検尿のすべて　令和 2 年度改訂. 日本学校保健会，2021.
5）柳原　剛，他：日小児会誌 2012；116：97-102.

本田雅敬

編集後記

　この度，日本学校保健会が令和2年度に『学校検尿のすべて』を改訂したことを受け，日本小児腎臓病学会が2015年に編集した『小児の検尿マニュアル』も改訂することになりました．初版も，学校検尿のみだけでなく，3歳児検尿も同時に取り上げるなど，画期的な内容で，学校医，医師会，かかりつけ医などの医師だけでなく，学校の養護教諭や各市区町村保健センターの保健師の方々など，様々な方に広く利用していただきました．

　今回の大きな変更点は，子どもの慢性腎不全の原因疾患で一番多い先天性腎尿路異常（CAKUT）などの先天性腎疾患をみつけられるように配慮したことです．そのため，暫定診断名に「高β_2ミクログロブリン尿（先天性腎尿路異常の疑い）」が追加されています．しかし，本当にこれらの疾患がみつけられることができるかについては，よくわかっていません．ぜひ，3歳児検尿や幼稚園検尿，学校検尿に携わっている方々全員に，この意図を理解していただきたいと思っております．世界では，学校検尿を行っている国は少なく，新しく作成したシステムが，有効なスクリーニングとなっているかどうかを実証するのは，私たちの責務だと思います．

　検尿事業が充実している地域もありますが，暫定診断の把握ができていなかったり，有所見者が確実に医療機関に受診してるかを確認できていなかったりする地域があることも事実です．本書を利用していただくことで，全国の検尿事業が同じようなレベルになることを期待しております．

　今回は『学校検尿のすべて』の改訂に携わった5名に，新しいメンバーが4名加わり，9名で編集を行いました．コロナ禍の中，一堂に会して編集作業をすることはできず，リモートやメールのみで全ての作業を行いました．不慣れなこともあり，時間がかかったり，意図が伝わりにくかったりしましたが，編集委員の皆様全員が，辛抱強く作業にあたっていただきました．特に診断と治療社のスタッフには気苦労が多かったことかと思います．そのおかげで，素晴らしい『小児検尿マニュアル』ができあがったと自負しております．編集作業に携わっていただいた全員の方に心から感謝いたします．

2022年3月

編集主幹
後藤芳充

和文

欧文

数字

小児の検尿マニュアル　改訂第2版

―検尿にかかわるすべての人のために―

ISBN978-4-7878-2520-9

2022 年 4 月 21 日　改訂第 2 版第 1 刷発行

2015 年 3 月 29 日　初版第 1 刷発行
2019 年 4 月 5 日　初版第 5 刷発行

編　　集　一般社団法人 日本小児腎臓病学会
発 行 者　藤実彰一
発 行 所　株式会社　診断と治療社
　　　　　〒 100-0014　東京都千代田区永田町 2-14-2　山王グランドビル 4 階
　　　　　TEL：03-3580-2750（編集）　03-3580-2770（営業）
　　　　　FAX：03-3580-2776
　　　　　E-mail：hen@shindan.co.jp（編集）
　　　　　　　　　eigyobu@shindan.co.jp（営業）
　　　　　URL：http://www.shindan.co.jp/
表紙デザイン　株式会社 サンポスト
本文イラスト　松永えりか（フェニックス）
印刷・製本　広研印刷 株式会社